Die Auskünfte und Informationen welche sich in diesem Buch befinden, können auf keinen Fall einen Arzt oder eine Therapie ersetzen. Vorrangig müssen Sie den Rat eines Arztes folgen. Der Autor übernimmt keinerlei Haftung über den Gebrauch dieser Ausgabe. Und auf keinen Fall kann der Autor verantwortlich gemacht werden von dem was der Leser aus diesen Informationen macht.

Der Inhalt dieses Buches ist nur zu Informationszwecken angeboten und als Anlass zu Diskussionen mit Ihrem Arzt oder andere medizinische Fachperson gedacht. Missachten Sie nie professionelle medizinische Empfehlungen. Suchen Sie immer den Rat Ihres Arztes in allen Gesundheitsfragen oder bevor Sie irgendwelche Maßnahmen ergreifen die auf Ihre Gesundheit Einfluss haben. Die Informationen die Sie in diesem Buch finden, ersetzen keinesfalls eine ärztliche Beratung. Es ist wichtig einen Arzt zu befragen was der Inhalt dieses Buches betrifft bevor Sie irgendwas unternehmen.

In Anbetracht, daß jeder Fall und jede Person einzigartig ist, können wir auf keinen Fall ein Ergebnis mit diesem Buch garantieren.

Zöliakie - Alles über Glutenintoleranz

Darmgesundheit – Anleitung zur gesunden Darmflora

Pauline PATRY

Inhaltsverzeichnis

Einführung

Sie gehen regelmäßig zum Arzt, um gesund zu bleiben. Das ist sicherlich klug. Bedenken Sie jedoch vor Ihrem nächsten Termin Folgendes: Wann hat Ihr Arzt das letzte Mal nach Ihrer Ernährungsweise gefragt?

Obwohl sich Ärzte über den Zusammenhang zwischen unserer Gesundheit und der Nahrung, die wir unserem Körper zuführen, vollkommen im Klaren sind, ist dies eine Frage, die sie selten, wenn überhaupt, stellen. Sie scheinen mehr daran interessiert zu sein, Medikamente zu verschreiben, als Gesundheitsprobleme auf eine natürlichere und wirksamere Weise zu behandeln und vorzubeugen. Dies ist besonders deswegen beunruhigend, da immer mehr Menschen an Weizenunverträglichkeit, Allergien oder Zöliakie leiden.

Das Problem mit Weizen wird durch Gluten verursacht, eines der Proteine, die in heutigem Weizen vorkommen. Es kann den Dünndarm schädigen und die Verdauung von Weizen erschweren, oder unmöglich machen. Es kann Müdigkeit, Übelkeit, Durchfall und andere, schwerwiegendere Beschwerden, wie z.B. die Schädigung des Dünndarms, verursachen. Zöliakie ist eine ernste Erkrankung und die Ärzte müssen anfangen, darauf zu achten.

Der verarbeitete Weizen, der überall zu vorzufinden ist, ist für niemanden gesund. Für Menschen mit Zöliakie kann es ein tagtäglicher Albtraum werden. Deshalb wird es immer beliebter, glutenfrei zu leben. Die Menschen lernen die Auswirkungen des modernen

Weizens kennen und beginnen, ihre Gesundheit selbst in die Hand zu nehmen.

Für Menschen, die empfindlich oder allergisch auf Weizen reagieren, kann es lebensverändernd sein, glutenfrei zu leben. Es kann ihnen helfen, den Körper von irritierenden Giftstoffen zu befreien und wieder normal zu funktionieren.

Für andere, die nicht glutenempfindlich sind, ist der Verzicht auf Gluten eine Möglichkeit, sich gesünder zu ernähren, sich besser zu fühlen und mehr Energie zu haben.

Nahrung ist wichtig. Was wir konsumieren, ist entscheidend für unsere Gesundheit. Tatsache ist, dass Gluten wenig zu unserem Leben beiträgt, aber erheblichen Schaden anrichten kann. Sich glutenfreihei zu ernähren bedeutetdie Rückkehr zu einer Ernährung, die optimale Gesundheit und Wohlbefinden fördert. Jeder, der glaubt, dass wir schon seit Tausenden von Jahren problemlos Weizen essen, wird bald erfahren, dass das nicht wahrist.

Selbst für Menschen, die nicht an Zöliakie oder Weizenunverträglichkeit leiden, kann eine glutenfreie Ernährung eine Vorbeugung gegen Krankheiten bedeuten. Gluten ist dafür bekannt, dass es schwere Entzündungen verursacht, und Entzündungen können das Risiko von Arthritis und Koronarerkrankungen erhöhen. Der Einsatz von Lebensmitteln zur Vorbeugung dieser Probleme ermöglicht es uns, einen gesünderen Lebensstil zu führen. Dies ist weitaus sinnvoller, als die Behandlung von Krankheiten mit

Medikamenten, die schädliche Nebenwirkungen haben können.

Gluten ist überall um uns herum, was den glutenfreien Weg zu einer ziemlichen Herausforderung machen kann. Bei so vielen Nahrungsmitteln aus Weizen, Gerste oder Roggen, die alle Gluten enthalten und bei so vielen Nahrungsmitteln, die versteckten Weizen enthalten, mag die Idee, glutenfrei zu essen, wie eine Entbehrung erscheinen. Ganz im Gegenteil. Sie können immer noch die Kekse, Kuchen und Nudeln essen, die Sie lieben. Sie werden sie nur anders zubereiten.

Wenn Sie an Zöliakie leiden, ist es ein Muss, glutenfrei zu werden. Aber auch andere Darmprobleme, wie Durchfall und Reizdarmsyndrom, können mit einer glutenfreien Ernährung gelindert werden. Forscher verbinden immer mehr gastrointestinale Probleme mit Gluten.

Darüber hinaus werden wir einen Blick auf den überraschenden Zusammenhang zwischen Glutenfreiheit, ADHS und Autismus werfen.

Sie werden bald entdecken, welche Möglichkeiten Ihnen zur Verfügung stehen und wie Sie glutenfreies Essen zu einem Teil Ihres gesunden Lebensstils machen können.

Kapitel 1 : Weizen und Zöliakie - die Kehrseite von Gluten

Weizen gibt es schon seit Tausenden von Jahren. Er ist leicht anzubauen und recht nahrhaft. Er war wahrscheinlich eines der ersten Nahrungsmittel, das unsere Vorfahren sammelten, um sich zu ernähren. Weizen war wirklich überlebenswichtig.

Während all dieser Jahrtausende wurde das ganze Korn gemahlen und zum Brotbacken oder zur Getreidezubereitung verwendet. Frisches Vollkorngetreide war schon immer ein Teil unserer Ernährung, ohne gesundheitsschädlich zu sein.

Erst in den 1960er und 70er Jahren begannen die Menschen zu erkennen, dass der Weizen, den sie konsumieren, sie krank macht.

Was ist passiert? Haben sich unsere Körper verändert? Nein. Es ist der Weizen, auf den wir uns seit Tausenden von Jahren verlassen haben, der sich verändert hat und zu etwas verwandelt wurde, das unsere Vorfahren nicht erkennen würden.

Die Industrialisierung war gut für die Menschheit, aber sie war nicht immer gut für die Lebensmittel, die wir konsumieren.

Beginnen wir mit Weißmehl, dem ersten Lebensmittel, das wir als "verarbeitet" bezeichnen würden. Im Jahre 1870 ermöglichte das Stahlwalzwerk die Trennung des

Weizens, um ihn zu einem weißen Pulver zu verfeinern. "Weißes" Mehl galt als schick.

Um die Nachfrage der Verbraucher zu befriedigen, wurde Weißmehl massenweise produziert, und der Rest des Korns, der nahrhafte Teil, wurde weggeworfen. Innerhalb von 10 Jahren war alles Mehl weiß und hatte einen ernsten Mangel an Nährstoffen. Zehn Jahre dauerte es nur, um Tausende von Jahren der Ernährung umzuwandeln in etwas "schickes", dem viele Nährstoffe fehlten.

Das war aber nur der Anfang. In den 1950er Jahren erlaubte uns die Technologie wieder einmal, unseren Weizen zu "verbessern". Neue Techniken ermöglichten genetisch verändertes Saatgut, Düngemittel und schädliche Pestizide, um die Weizenproduktion zu steigern. Und wieder freuten sich alle. Mehr Weizen für alle! Kuchen für alle und jeden!

Während die Produktion von Weizen zunahm, wurde sein Nährwert zu etwas Unerkennbarem verstümmelt. Gleichzeitig wurden Entzündungen und Immunkrankheiten direkt mit diesem neuen, "verbesserten" Weizen in Verbindung gebracht.

Wer glaubt, dass die Glutenfreiheit nur eine moderne Phase ist, hat halb Recht. Es ist in der Tat etwas Neues und Modernes. Es ist aber keine Phase. Immer mehr Menschen leiden unter den Auswirkungen von modernem Weizen und raffiniertem Mehl.

Der Grad kann unterschiedlich sein - von einer leichten Weizenunverträglichkeit über eine schwerere

Unverträglichkeit bis hin zur Zöliakie, d.h. der Unfähigkeit, auch geringste Weizenmengen im Dünndarm zu verarbeiten. Insbesondere bei Zöliakie betrachtet das Verdauungssystem das Gluten als Eindringling und reagiert entsprechend. Wenn es versucht, diese Toxine anzugreifen, kann die Darmschleimhaut selbst beschädigt werden, was zu Leckagen, Entzündungen und anderen Problemen führen kann. Schwere Magen-Darm-Probleme sind die Folge.

Die Zahl der Menschen, bei denen Zöliakie diagnostiziert wird, hat sich in den letzten 50 Jahren vervierfacht. Ein Prozent der Bevölkerung leidet an Zöliakie, und die Zahl steigt. Bis zu 8 Prozent der Bevölkerung sind von Zöliakie betroffen. Es ist offensichtlich, dass der neue "verbesserte" Weizen die Menschen krank macht.

In Studien, die modernen, "verbesserten" Weizen mit altem Weizen (genannt Einkorn) verglichen, wurde festgestellt, dass der alte Weizen keinerlei schädliche Auswirkungen hat. Niemand, der unraffinierten Weizen verzehrte, hatteirgendwelche Nebenwirkungen oder Magen-Darm-Problemen erlebt. Die gleichen Studien zeigten, dass moderner Weizen unser Autoimmunsystem auf schädliche Weise beeinflussen kann, was zu Zöliakie und Allergien führen kann.

Menschen, die nicht allergisch gegen modernen Weizen sind, können trotzdem leiden. In einer Studie aus dem Jahr 2013 assen gesunde Teilnehmer zwei Monate lang entweder neuen oder alten Weizen. Die Gruppe, die den alten Weizen verzehrte, stellte fest, dass ihr

Cholesterinspiegel gesunken und ihr Kalium- und Magnesiumspiegel gestiegen war. Bei der Gruppe, die neuen Weizen verzehrte, war das Gegenteil der Fall.

Es ist wichtig, zwischen Glutenempfindlichkeit und Zöliakie zu unterscheiden, obwohl sie die gleichen Symptome haben können. Eine Glutenempfindlichkeit führt zu Müdigkeitsgefühlen, Blähungen, Durchfall, Übelkeit und Kopfschmerzen. Viele Menschen verbinden diese Symptome nicht einmal mit Weizen, daher ist es wichtig, dass Ärzte die richtigen Fragen stellen und auf Weizenallergie testen.

Menschen, bei denen Zöliakie diagnostiziert wurde, leiden an identischen Symptomen, aber das Problem ist spezifischer definiert. Das Gluten greift das Entzündungssystem an und kann den Dünndarm schädigen. Die Entzündung ist mit einer Unzahl von Problemen verbunden, wie Herzkrankheiten, Alzheimer, Diabetes und anderen.

Die Rolle des Glutens selbst wird noch untersucht. Klar ist jedoch, dass dieser moderne, verbesserte Weizen einige schwere Krankheiten verursacht. Obwohl Weizen fast überall zu finden ist, wird er am häufigsten in Brot, Kuchen, Keksen, Nudeln, Cremesuppen, Soßen, Getreide und einigen Salatsaucen verwendet.

Roggenweizen ist in Roggenbrot, Bier und einigen Getreidearten enthalten.

Natürlich kann Weizen auch an vielen anderen verborgenen Orten gefunden werden und wir werden dies viel ausführlicher diskutieren.

Klar ist, dass Menschen, die Weizen und Gluten aus ihrer Ernährung gestrichen haben, sich besser fühlen und gesünder werden. Für jeden, der an Zöliakie leidet, ist es eine Notwendigkeit, glutenfrei zu werden. Für andere ist es eine Entscheidung in dem Bemühen um mehr Gesundheit.

Die meisten Menschen entschieden sich auch für eine glutenfreie Ernährung, um Gewicht zu verlieren. Eine Ernährung, die mit Brot, Kuchen und Nudeln gefüllt ist, ist reich an Kohlenhydraten und wird mit hoher Wahrscheinlichkeit eine Gewichtzunahme verursachen. Der Grund dafür ist, dass raffinierter Weizen eine Zuckerspitze verursachen kann. Das bedeutet, dass man Zucker als Brennstoff verwendet, während Fett einfach gelagert und angehäuft wird. Die Leute finden es viel einfacher und schneller, Gewicht zu verlieren, indem sie raffiniertes Mehl meiden.

Zöliakie kann gehäuft in der Familie auftreten und vererbbar sein. Menschen, dessenEltern oder Großelternan Zöliakie gelitten haben, haben eine Chance von 1 zu 10, eine Getreideunverträglichkeit zu entwickeln.

Kapitel 2 :
10 Zeichen, wie Gluten Ihrer Gesundheit schadet

Warum Gluteneinnahme schlecht für Sie ist

Eine wissenschaftliche Untersuchung, die im New England Journal of Medicine veröffentlicht wurde, ergab, dass der Verzehr von Gluten bis zu 55 verschiedene Krankheiten auslösen kann. So alarmierend es auch klingt, es stellt sich tatsächlich als wahr heraus.

Es gibt in der Tat eine ganze Reihe von Erkrankungen, die durch den Verzehr von Gluten verursacht werden. Diese reichen von Müdigkeit über entzündliche Darmerkrankungen bis hin zu Osteoporose - alles nur durch den Verzehr dieses Proteins. Gluten verursacht auch Entzündungen, die wiederum den gesamten Körper betreffen können. Einfach ausgedrückt: Gluten kann sich auf Ihr Gehirn genauso nachteilig auswirken, wie es sich auf Ihr Verdauungssystem und Ihre Gelenke auswirkt.

Die meisten Menschen, die an Entzündungen nach einer Gluteneinnahme leiden, neigen dazu, sich darauf zu fokusieren, die Erkrankung nur oberflächlich zu behandeln. Sie tun dies indem sie Medikamente einnehmen, die helfen, die Symptome zu lindern. Leider müssen sie dies regelmäßig tun, da sie nicht in der Lage waren, zur Wurzel des Problems vorzudringen.

Wenn Sie ein chronisches Gesundheitsproblem haben, oder auch wenn Sie keins haben, sollten Sie Gluten aus Ihrer Ernährung streichen. Schließlich wird Gluten mit einigen der problematischsten Erkrankungen, wie zum Beispile mit Verdauungsproblemen und schlechter Gehirnfunktion in Verbindung gebracht.

Für den Fall, dass Sie bereits Gluten konsumiert haben, hier sind 10 Anzeichen, die Sie darauf hinweisen, dass es Zeit ist, aufzuhören:

Zeichen 1: Verdauungsfragen

Gelegentlich unter Verstopfung, Durchfall und anderen Verdauungsproblemen zu leiden, mag normal erscheinen. Wenn jedoch eines von beiden etwas zu häufig auftritt, könnte dies ein Zeichen dafür sein, dass Gluten Ihren Körper zu zerstören beginnt.

Es überrascht nicht, dass dies auch ein häufiges Symptom ist, das bei Glutenunverträglichen und Zöliakiebetroffenen auftritt. In einigen Fällen können Sie sogar einen besonders blassen und gereizten Darm haben, vor allem weil Ihr Körper die Nährstoffe nicht richtig aufnehmen kann.

Laut Forschungsergebnissen verursacht der Verzehr von Gluten Verdauungsprobleme, indem die Barrieren des Darms gestört werden, so dass schädliche Substanzen in den Blutkreislauf gelangen können. Etwa 14% der Amerikaner leiden unter dem so genannten IBS (Reizdarmsyndrom), das alle möglichen Verdauungsprobleme verursacht. Der Verzehr von Gluten macht das Symptom noch schlimmer als zuvor.

In einigen Fällen kann es sogar die Ursache des Reizdarmsyndroms sein.

Etwa 50% der Menschen, die an Glutenunverträglichkeit leiden, leiden auch regelmäßig an Durchfall, während etwa 25% von ihnen an Verstopfung leidet.

Während dies bei Personen, die von Glutenunverträglichkeit und Zöliakie betroffenen sind regelmässig vorkommt, können auch andere Personen, nachdem sie Lebensmittel mit Gluten konsumiert haben, negative Auswirkungen verspüren. Wenn bei Ihnen solche Symptome auftreten, sollten Sie den Verzehr von glutenhaltigen Lebensmitteln so schnell wie möglich einstellen. Wenn dies missachtet wird, kann das zu ernsthaften Problemen wie Dehydrierung, Müdigkeit und dem Verlust von Elektrolyten im Körper führen.

Wie genau geschieht das?

Wenn Sie eine glutenhaltige Nahrung zu sich nehmen, gelangt sie durch Ihren Magen in den Dünndarm. Von dort wird Gluten mit Hilfe eines Enzyms, der Gewebstransglutaminase (tTG), zu Gliadin abgebaut. Sobald es abgebaut ist, wandert es durch Ihr Verdauungssystem.

Von dort aus wird es von Ihrem Verdauungssystem mit Hilfe des darmassoziierten lymphatischen Gewebes auf mögliche Schäden überprüft, die es Ihrem Körper zufügen könnte. Wenn Sie keine Glutenunverträglichkeit haben, wird es direkt von

Ihrem Körper aufgenommen. Wenn Sie jedoch empfindlich auf Gluten reagieren, wird das Protein als gefährliche Substanz betrachtet und Ihr Verdauungssystem produziert Antikörper, um es anzugreifen.

Das Problem ist, dass sie auch das tTG angreifen und dadurch die Mikrovilli in Ihrem Darm geschädigt werden. Mit der Zeit fangen die Mikrovilli an, sich aufzulösen, reißen die Darmwände auf und lassen Nahrungspartikel und andere schädliche Substanzen in Ihren Blutkreislauf gelangen.

Wenn dies geschieht, werden Sie Verdauungsprobleme wie Verstopfung, Blähungen, Durchfall und sogar Unterernährung bekommen.

Zeichen 2: Hautprobleme

Eine Glutenunverträglichkeit beeinträchtigt nicht nur Ihren Verdauungstrakt, sondern auch Ihre Haut. Wenn bei Ihnen Hauterkrankungen auftreten, die Sie noch nie zuvor hatten, könnte das daran liegen, dass das Gluten beginnt, seinen Tribut an Ihren Körper zu fordern.

Untersuchungen zufolge treten bei 7 von 10 Zöliakiebetroffenen Symptome auf der Haut auf. Es gibt tatsächlich eine Vielzahl von ihnen, aber das häufigste, das mit Gluten in Verbindung gebracht wird, ist die Dermatitis herpetiformis.

Dermatitis herpetiformis ist eine durch Gluten verursachte Hauterkrankung, begleitet von einem der am meisten juckenden Hautausschläge, die Sie haben könnten. Es handelt sich um einen wirklich schmerzhaften Ausschlag, der häufig bei 15-25% der Personen mit Zöliakie auftritt. Wenn Sie dieses Symptom haben, werden Sie Läsionen feststellen, die an jedem beliebigen Körperteil auftreten, vor allem an den Knien, Ellenbogen und am Gesäß. Glücklicherweise geschieht dies nur bei Personen, die an Zöliakie leiden, sei es, dass diese schon diagnostiziert wurde, sei es, dass sie noch nicht diagnostiziert ist.

Ein weiteres häufiges Symptom ist eine sehr trockene und schuppige Haut. Obwohl immer noch nicht klar ist, ob der Verzehr von Gluten direkt zu trockener Haut führt, glauben einige Ärzte, dass eine schlechte Nährstoffaufnahme, die von Zöliakie verursacht wird, Ihrer Haut die notwendigen Nährstoffe, entziehen kann und so zu einer sehr trockenen Haut führt. Manchmal kann dies durch den Umstieg auf eine glutenfreie Ernährung behoben werden.

Schließlich gibt es noch die Psoriasis, eine Hauterkrankung, bei der Ihre Haut gerötete und schuppige Flecken bildet. Mehrere Studien haben ergeben, dass der regelmäßige Glutenkonsum eng mit der Entwicklung dieser Erkrankung zusammenhängt. Diejenigen, bei denen Psoriasis diagnostiziert wird, haben große Mengen an Antikörpern in ihren Blutbahnen, was nur vermuten lässt, dass ihr Körper auf das Gluten in ihrer Ernährung reagiert, unabhängig davon, ob bei ihnen Zöliakie diagnostiziert wurde oder nicht.

Es ist zwar noch nicht klar, ob Gluten direkt Psoriasis verursacht oder nicht, aber es gibt einige Berichte, die zeigen, dass Menschen, die eine glutenfreie Diät eingehalten haben, eine deutliche Verbesserung ihrer Hautsymptome erfahren konnten, unabhängig davon, ob bei ihnen Zöliakie diagnostiziert wurde.

Zeichen 3: Wiederkehrende Migräne

Viele Menschen leiden hin und wieder an Kopfschmerzen oder Migräne. Tatsächlich handelt es sich um eine häufige Erkrankung, von der etwa 10-12% der westlichen Bevölkerung betroffen sind. Wenn Migräne jedoch zu häufig auftritt, kann sie ein Grund zur Besorgnis sein, insbesondere wenn Sie glutenintolerant sind.

Interessanterweise zeigten eine Reihe von Studien, dass Menschen mit Glutenunverträglichkeit im Vergleich zu anderen Menschen anfälliger für Migräne sind. Wenn Sie Migräne haben, die regelmäßig ohne klare Ursache auftritt, könnte es daran liegen, dass Sie empfindlich auf Gluten reagieren.

Sie fragen sich vielleicht: Was ist der Zusammenhang zwischen Gluten und Migräne?

Bei einigen Menschen könnte Gluten Migräne auslösen. Es gibt eine Reihe von Studien, die den Zusammenhang zwischen Zöliakie und Migräne bestätigen. Eine wiederkehrende Migräne kann ein Frühindikator für Zöliakie sein, und Personen, die an Zöliakie leiden, haben mit größerer Wahrscheinlichkeit eine wiederkehrende Migräne.

Nach Ansicht der Forscher ist der Zusammenhang zwischen Zöliakie und Migräne auf die erhöhte Darmdurchlässigkeit und Entzündung zurückzuführen. Wenn der Darm anfängt, Entzündungsstoffe in den Blutkreislauf zu "leiten", können diese leicht ins Gehirn gelangen und dadurch Migräne verursachen.

Der Zusammenhang ist so stark, dass einige Forscher sogar empfehlen, dass Personen, die unter wiederkehrender Migräne leiden, ihren Arzt konsultieren sollten, um die Möglichkeit einer Zöliakie zu prüfen. Überraschenderweise ist dieser Zusammenhang nicht nur auf die Zöliakie beschränkt. Er findet sich auch bei Personen, die an Darmerkrankungen wie dem Reizdarmsyndrom leiden.

Es gibt nur wenige Studien, die sich mit dieser Frage befassen. Glücklicherweise haben sie ergeben, dass eine glutenfreie Ernährung das Auftreten von Migräne deutlich verringern oder sogar ganz verhindern kann. Obwohl sie sich noch in der Vorphase befinden, scheint es, dass die Ergebnisse einer glutenfreien Ernährung einen beträchtlichen Rückgang sowohl in der Dauer als auch in der Intensität der Migräne zeigten.

Es sind noch weitere Forschungsarbeiten erforderlich, um dies zu bestätigen, aber die Ergebnisse deuten darauf hin, dass eine glutenfreie Ernährung eine wichtige Hilfe zur Linderung von Migräne und Kopfschmerzen sein kann, ohne auf teure Medikamente angewiesen zu sein.

Zeichen 4: Chronische Müdigkeit oder Fibromyalgie

Das Gefühl der Müdigkeit ist eine sehr häufige Erscheinung und wird oft nicht mit einer Erkrankung in Verbindung gebracht. Wenn Sie jedoch ständig sehr müde werden, ist es wahrscheinlich, dass Sie eine Grunderkrankung haben.

Ein gutes Beispiel ist die Glutenunverträglichkeit. Menschen, die glutenintolerant sind, leiden häufiger an chronischer Müdigkeit, insbesondere wenn sie glutenhaltige Nahrungsmittel zu sich nehmen. Studien zufolge leiden etwa 60 - 82% der Patienten mit Glutenunverträglichkeit regelmäßig an ständiger Müdigkeit. Darüber hinaus kann eine Glutenunverträglichkeit auch zu einer Eisenmangelanämie führen, die eine weitere Hauptursache für Müdigkeit ist.

Wenn Sie auch nach ausreichend Schlaf ständig müde aufwachen, besteht die Wahrscheinlichkeit, dass Sie eine Glutenunverträglichkeit haben. Unabhängig davon, wie viel Sie schlafen, wird Ihr Körper aufgrund der Wirkung von Gluten nicht genügend Ruhe finden. Der Grund dafür ist, dass Ihr Körper am Ende seine gesamte Energie aufwendet, um Ihr Allergen, in diesem Fall Gluten, "anzugreifen", so dass Ihnen jegliche Energie entzogen wird, was zu Müdigkeit führt.

Wenn Sie Müdigkeit oder einen "nebligen Verstand" verspüren, der ebenfalls als Gehirnnebel bekannt ist, haben Sie möglicherweise eine so genannte Nicht-Zöliakie Glutenempfindlichkeit oder vielleicht eine nicht diagnostizierten Zöliakie. Chronische Müdigkeit kann manchmal sogar auch Symptom einer ernsthaften Erkrankung sein, wie zum Beispiel der Zöliakie.

Wenn Sie glauben, dass Sie gegeneineGlutenallergie haben, können das nur durch eine offizielle Diagnose Ihres Arztes bestätigt werden. Mit Hilfe verschiedener Tests kann man leicht feststellen, ob die Ursache auf das Gluten zurückzuführen sind. Je nach Schwere Ihrer Allergie müssen Sie danach Ihren Glutenkonsum einschränken oder sogar ganz einstellen.

Andererseits sollten Sie, wenn Sie nicht empfindlich auf Gluten reagieren, kein anhaltendes Müdigkeitsgefühl beim Verzehr von Gluten verspüren. Wenn Sie also nicht allergisch gegen Gluten sind, sollten Sie sich nicht regelmäßig müde fühlen.

Zeichen 5: Gelenkschmerzen

Gelenk- und Muskelschmerzen können eine Reihe von Ursachen haben. Eine Theorie besagt, dass Menschen, die an Zöliakie leiden, von Natur aus ein überempfindliches Nervensystem haben. Infolgedessen haben sie eine niedrigere Schwelle für die Aktivierung von sensorischen Neuronen, die zu Gelenk- und Muskelschmerzen führen.

Abgesehen davon kann die Exposition gegenüber Gluten bei Menschen mit Glutenunverträglichkeit auch zu Entzündungen führen. Diese Entzündung kann eine Vielzahl von Schmerzen verursachen - dazu gehören auch Schmerzen in den Muskeln und Gelenken. Jüngste Studien haben gezeigt, dass es einen möglichen

Zusammenhang zwischen nicht pathologischen Gelenkschmerzen und Gluten gibt.

Wie genau geschieht das?

Wenn Sie an Zöliakie oder einer Glutenunverträglichkeit leiden und Gluten konsumieren, tritt Ihr Immunsystem in Aktion und führt so zu einer Entzündung. Diese Entzündung kann Auswirkungen auf Ihre Organe und Weichteilgewebehaben. Auch wenn Sie keine auffälligen Entzündungszeichen wie Schwellung und Rötung sehen, können Sie einige andere Symptome, wie zum Beispiel Gelenkschmerzen wahrnehmen. Möglicherweise merken Sie es nicht, aber Gluten kann tatsächlich ernsthafte Schäden in Ihrem Körper verursachen, insbesondere wenn Sie an Arthritis leiden (aber auch wenn Sie keine Arthritis haben).

Glücklicherweise können Sie chronische Gelenkschmerzen stoppen, indem Sie Gluten aus Ihrer Ernährung streichen. Dies ist besonders hilfreich, da es Ihnen auch hilft, Ihr Energieniveau zu steigern, Bauchfett abzubauen und sogar Ihre Haut zu klären.

Zeichen 6: Autoimmunkrankheiten

Wenn Sie an einer Autoimmunerkrankung leiden, wollen Sie gesund werden und das Fortschreiten Ihrer Krankheit möglichst umkehren. Aus medizinischer Sicht können diese beiden Ziele erreicht werden, indem man einfach die Grundursache Ihrer Erkrankung kennt. Nach Ansicht von Forschern und Medizinern ist Gluten eine der vielen möglichen Ursachen.

Es gibt tatsächlich einen bekannten Zusammenhang zwischen Autoimmunkrankheiten und Gluten. Daher empfehlen viele Gesundheitsdienstleister, sich glutenfrei zu ernähren, wenn Sie an einer Autoimmunerkrankung leiden.

Inzwischen haben Sie wahrscheinlich schon gehört, dass Menschen mit irgendeiner Form von Autoimmunerkrankungen Gluten um jeden Preis aus ihrer Ernährung streichen sollten. Vielleicht haben Sie auch von Menschen gehört, die meinen, dass Gluten für sie überhaupt kein Problem darstelle.

Wie bei vielen anderen Themen liegt die Wahrheit eigentlich irgendwo dazwischen. Eine kürzlich veröffentlichte Studie hat den Zusammenhang zwischen Autoimmunkrankheiten und einer nicht zöliakalen Glutenempfindlichkeit untersucht. Der Studie zufolge treten bei Menschen, die eine nicht zöliakale Glutenempfindlichkeit haben, Autoimmunerkrankungen häufiger auf als bei Menschen ohne Glutenempfindlichkeit. Diese Studie untersuchte auch Patienten mit Zöliakie, Patienten mit nicht zöliakaler Glutenempfindlichkeit und normale Personen. Sie berücksichtigte auch den Grad der Autoimmunerkrankung für jede Testgruppe.

Die Forscher fanden heraus, dass die Inzidenz von autoimmunen Schilddrüsenerkrankungen sowohl in der Zöliakie- als auch in der Nicht-Zöliakalen Glutenempfindlichkeitsgruppe ähnlich war. Daher gab es eine erhöhte Inzidenz, die für beide Gruppen gleich war, und Gluten scheint ein Hauptfaktor zu sein.

Ein weiterer interessanter Befund war, dass die Werte eines anderen Autoimmunmarkers, der als ANA (antinucleäre Antikörper) bezeichnet wird, bei Menschen mit NCGS höher waren als bei Menschen mit Zöliakie. So wiesen 24% der Personen mit NCGS hohe Werte der ANA auf, welche Autoimmunität indiziert, im Vergleich zu nur 20% der Zöliakiebetroffenen.

Warum ist das so?

Ein möglicher Grund könnte darin liegen, dass die Befolgung eines glutenfreien Lebensstils für Personen mit nicht-zöliakaler Glutenempfindlichkeit weniger empfehlenswert ist als für Zöliakiebetroffene. Daher könnte es im Vergleich zu Zöliakiebetroffenen mehr Menschen geben, die Gluten konsumieren und nicht glutenempfindlich sind. Dies bedeutet nur, dass Menschen mit NCGS ein höheres Risiko haben, durch den Verzehr glutenhaltiger Lebensmittel Autoimmunerkrankungen zu erleiden.

Wenn Sie an einer Autoimmunerkrankung leiden, kann der Verzehr von Gluten aufgrund eines Phänomens, das als molekulare Mimikry bekannt ist, eine ernsthafte Bedrohung darstellen. Jedes Mal, wenn Ihr Körper Eindringlingen in irgendeiner Form (in diesem Fall Gluten) ausgesetzt ist, wird Ihr Immunsystem versuchen, sich seine Struktur einzuprägen, damit es die perfekte Verteidigung gegen den genannten Erreger aufbauen kann.

Das Traurige daran ist, dass unser Immunsystem die Struktur eines Moleküls nicht perfekt erkennen kann.

Solange es eine ähnliche Struktur hat, wird es als Eindringling betrachtet und das Immunsystem wird versuchen, es anzugreifen. Gluten, das ein ziemlich großes Protein ist, hat zufällig eine ähnliche Struktur wie einige Gewebe unseres Körpers, insbesondere die Schilddrüse.

Bei Menschen mit einer autoimmunen Schilddrüsenerkrankung sendet ihr Immunsystem jedes Mal, wenn sie Gluten konsumieren, Antikörper aus, um es zu zerstören. Da Gluten und ihre Schilddrüse jedoch ähnlich aussehen, werden einige dieser Antikörper fälschlicherweise die Schilddrüse angreifen.

Es gibt auch mehrere andere Proteine wie Casein, die die gleiche Molekularstruktur wie die des Glutens aufweisen. Aufgrund der molekularen Mimikry wird Ihr Körper jedes Mal, wenn Sie Milchprodukte essen, denken, dass Sie gerade Gluten konsumiert haben, und eine Immunreaktion auslösen.

Zeichen 7: Hormonelle Unausgewogenheit

Abgesehen davon, dass die Glutenempfindlichkeit Ihr Gehirn, Ihre Knochen, Muskeln, Haut, Ihren Verdauungstrakt und Ihr neurologisches System durcheinander bringt, kann sie sich auch negativ auf Ihr endokrines System auswirken, das für Ihre Hormone verantwortlich ist. Insbesondere belastet Gluten Ihre Nebennieren, was zu einem hormonellen Ungleichgewicht führt.

Die Nebennieren befinden sich auf der Oberseite Ihrer Nieren und sind für einen Großteil Ihrer körperlichen

Funktionen verantwortlich. Hauptsächlich geben sie Ihnen Energie, halten Ihr Immunsystem stark, halten Ihr Gewicht, kontrollieren die Schlafqualität, sorgen für eine stabile Stimmung, halten verschiedene Allergien in Schach, helfen bei hormonellem Ungleichgewicht und vieles mehr.

Da sie auch die Stresspufferdrüsen in Ihrem Körper sind, helfen sie Ihnen im Wesentlichen dabei, den täglichen Stress zu bewältigen, indem sie Hormone produzieren. Wenn Ihre Nebennieren erschöpft sind, beginnen Ihre Körpersysteme abzubauen. Sie hören auf, normal zu funktionieren, so dass sie nicht mehr in der Lage sind, sich selbst zu reparieren. Dies führt auch dazu, dass Ihr Körper langsam funktioniert, was zu Depressionen, Müdigkeit, Libidoverlust und mehr führt. Sobald Sie chronischem Stress ausgesetzt sind, werden Ihre Nebennieren anfangen, Stresshormone anstatt Sexualhormone zu produzieren.

Wenn Sie jedoch an einer Glutenunverträglichkeit leiden undweiterhin glutenhaltige Nahrungsmittel essen, werden Ihre Nebennieren aufgrund einer anhaltenden Darmentzündung unter chronischem Stress leiden. Dies kann zu chronischer Nebennierenerschöpfung führen, die ein Hauptfaktor bei bestimmten Erkrankungen wie Arthritis, Depression, Müdigkeit, Fibromyalgie und hormoneller Unausgeglichenheit ist.

Leider ist die Glutenempfindlichkeit und die damit einhergehende Belastung der Nebennieren zwar eine häufige Erscheinung, doch wird sie selten diagnostiziert. Darunter leiden viele Menschen, da sie nicht richtig auf diese Erkrankung getestet werden.

Aber warum genau sind Ihre Nebennieren betroffen, wenn Sie weiterhin Gluten konsumieren, obwohl Sie glutenempfindlich sind?

Die Antwort liegt darin, dass Ihre Nebennieren recht empfindlich auf instabilen Blutzucker reagieren. Falls Sie sich wundern: Ein stabiler Blutzucker wird durch den Verzehr gesunder, glutenfreier Lebensmittel erreicht. Wenn Sie glutenunverträglich sind, ist Gluten im Grunde genommen Gift. Daher kann der regelmäßige Verzehr von Gluten zu instabilem Blutzucker führen, was wiederum eine enorme Belastung für Ihre Nebennieren darstellt.

Da Ihre Nebennieren für eine Vielzahl von Körperfunktionen verantwortlich sind, reicht die bloße Entfernung von Gluten aus Ihrer Ernährung nicht aus, um ihre ursprüngliche Funktion wiederherzustellen. Sie müssen mit Hilfe eines Ernährungsprogramms "zurückgesetzt" werden, um ihre ursprüngliche Gesundheit wiederherzustellen. Dies erklärt auch, warum die meisten glutenempfindlichen Personen immer noch unter den folgenden Symptomen leiden:

- Asthma
- Müdigkeit
- Allergien
- Gelenkschmerzen und Wehwehchen
- Häufige Krankheit
- Schlafstörungen
- Unerwartete Gewichtszunahme

- Migräne

Selbst wenn bei Ihnen eine nicht zöliakiebedingte Glutenempfindlichkeit diagnostiziert wurde und Sie eine glutenfreie Diät einhalten, könnten Sie daher weiterhin unter Symptomen leiden, die durch Nebennierenstress hervorgerufen werden, wenn Sie keinen Spezialisten finden können, der sich um die Wiederherstellung der ursprünglichen Gesundheit und Funktion Ihrer Nebennieren kümmert.

Zeichen 8: Häufige Stimmungsschwankungen

Das mag überraschend klingen, aber Ihr Verdauungssystem wird buchstäblich als Ihr zweites Gehirn betrachtet; und als solches hat es die Fähigkeit, Ihre Stimmung und Ihr Verhalten zu beeinflussen. Sowohl Ihr Gehirn als auch Ihr Darm arbeiten nebeneinander und sind über den Nervus Vagus miteinander verbunden.

Wie sich herausstellt, hat Serotonin, das als Wohlfühl-Neurotransmitter bekannt ist und einen enormen Einfluss auf Ihre Stimmung hat, tatsächlich eine massive Konzentration in Ihrem Darm, dem so genannten zweiten Gehirn. Dies könnte erklären, warum viele Forscher immer wieder einen Zusammenhang zwischen dem Ungleichgewicht von Bakterien im Darm und Depressionen finden. Darüber hinaus setzen immer mehr Menschen Ernährung zur Behandlung der Erkrankung ein, anstatt Medikamente einzusetzen, die anscheinend überhaupt nicht helfen.

Hier ist eine weitere überraschende Tatsache: In Ihrem Körper gedeihen etwa 100 Billionen Bakterien - das ist das Zehnfache der Gesamtzahl Ihrer Zellen! Im Idealfall ist das Verhältnis zwischen den Bakterien in Ihrem Darm 85% gut und 15% schlecht. Daher ist es wichtig, Ihre Darmflora zu ernähren, um die Serotoninproduktion auf optimalen Niveau zu halten, was wiederum zum Schutz Ihrer psychischen Gesundheit beitragen kann.

Ihre Darmbakterien werden stark durch Ihren Lebensstil beeinflusst. Wenn Sie viele Lebensmittel essen, die Gluten und Zucker enthalten, können sie darunter leiden. Im Allgemeinen schädigen Gluten, Zucker sowie verarbeitete Lebensmittel Ihre Darmgesundheit, indem sie gute Bakterien zerstören und schlechte Bakterien ernähren.

Wenn Sie regelmäßig Gluten zu sich nehmen, wird die Zahl der guten Bakterien in Ihrem Darm deutlich abnehmen. Dies kann zu einer Reihe von Symptomen wie Mundgeruch, Blähungen, Durchfall, Verstopfung, Hefepilzinfektion, Schuppen, Ekzemen, Psoriasis, Gelenkschmerzen und Stimmungsschwankungen führen.

Dies kann auch dazu führen, dass Sie Lust nach glutenreicheren Lebensmitteln. Der beste Weg, dieses Problem zu lösen und Stimmungsschwankungen zu beseitigen, besteht darin, eine glutenfreie Ernährung einzuhalten und Gluten vollständig aus Ihrem Lebensstil zu verbannen.

Zeichen 9: Dramatische Gewichtszunahme

Obwohl es keine Beweise dafür gibt, dass die Verbannung von Gluten aus Ihrer Ernährung zu einer Gewichtsabnahme führen kann, kann die Einhaltung einer glutenfreien Ernährung Sie dazu veranlassen, mehr unverarbeitete Lebensmittel wie Obst und Gemüse zu essen. Außerdem entscheiden sich diejenigen, die sich glutenfrei ernähren, mit größerer Wahrscheinlichkeit für gesündere Lebensmittel, weil sie sich bewusst sind, wie wichtig es ist, die Lebensmitteletiketten zu lesen.

Abgesehen davon ist bereits durch eine Studie bestätigt worden, dass Gluten eine Gewichtszunahme verursachen kann. Die Studie, die von einem brasilianischen Forschungsteam durchgeführt und im Januar 2013 im Journal of Nutritional Biochemistry veröffentlicht wurde, versuchte, die Unterschiede zwischen Ratten, die mit Gluten gefüttert wurden, und Ratten, die glutenfrei ernährt wurden, im Hinblick auf ihre biochemischen Marker zu untersuchen. Ihr Ziel war es, die so genannte "Weizenbauch"-Kontroverse zu beenden und zu bestätigen, ob Gluten Gewichtszunahmen verursachen kann oder nicht.

In der Studie wurden beide Rattengruppen einer fettreichen Ernährung unterzogen. Eine Gruppe war jedoch glutenfrei, während die andere 4,5 % Gluten in ihrer Nahrung enthielt. Es stellte sich heraus, dass die Gruppe, die glutenfrei war, einen signifikanten Gewichtsverlust ohne Spuren einer Lipidfettausscheidung aufwies.

Laut Sayer Ji, dem Gründer von GreenMedInfo, ist Gluten anstelle von Kalorien der Hauptfaktor für Fettleibigkeit. Auch die Tatsache, dass beide Gruppen fettreiche Diäten erhielten und die glutenfreie Gruppe eine Gewichtsabnahme erlebte, ohne Lipide auszuscheiden, bedeutet, dass fettfreie Diäten mit dem Ziel, Gewicht zu verlieren, nur Betrug sind.

Er empfiehlt auch, glutenreiche Lebensmittel zu meiden, um herauszufinden, ob der Glutenkonsum die Ursache für eine unerwartete Gewichtszunahme sein könnte.

Zeichen 10: Neurologische Probleme

Der Verzehr von Gluten kann sich negativ auf Ihr neurologisches System auswirken. Darüber hinaus haben Menschen mit Zöliakie und nicht-zöliakaler Glutenempfindlichkeit über Symptome wie Hirnnebel, Migräne und periphere Neuropathie berichtet.

Auch eine Reihe neurologischer Erkrankungen wie Angstzustände und Depressionen sind bei Menschen, die empfindlich auf Gluten reagieren, weit verbreitet. Schließlich gibt es Hinweise darauf, dass Krankheiten wie die bipolare Störung und Schizophrenie bei einigen Personen durch den Konsum von Gluten beeinflusst werden könnten. Es gibt jedoch noch keine gesicherten Erkenntnisse darüber, wer davon betroffen sein könnte und ob eine glutenfreie Ernährung tatsächlich helfen kann.

Eine kürzlich durchgeführte Studie ergab, dass 70% der Patienten mit Glutenempfindlichkeit soziale Phobien haben, während 52% an Depressionen leiden. Dies sind im Wesentlichen die neurologischen Manifestationen im Zusammenhang mit Zöliakie und NCGS. Es gibt jedoch auch einige andere.

Eine andere von italienischen Forschern durchgeführte Studie ergab, dass 22,5% der Personen mit Glutenempfindlichkeit zu Depressionen, Migräne, Neuropathie und Epilepsie neigen. Es wurde festgestellt, dass das Immunsystem bei 42% der Patienten eine Rolle spielt, da die Forscher in der Lage waren, eine Antikörperreaktivität auf neurale Antigene nachzuweisen.

Interessanterweise hatten diejenigen, deren Antikörper auf neurale Antigene reagierten, keine neurologischen Probleme. Das bedeutet, dass es manchmal eine Weile dauern kann, bis sich die genannten Probleme manifestieren. Auch wenn die Patienten eine traditionelle glutenfreie Diät einhielten, zeigten die Ergebnisse immer noch die gleichen Antikörper. Das bedeutet nur, dass die einfache Eliminierung von Gerste und Weizen die Art und Weise, wie das Immunsystem auf die Glutenempfindlichkeit reagiert, nicht verändert hat.

Die Forschung hat auch die Auswirkungen des Verzehrs von Gluten auf Ihren Körper gezeigt. In diesem Fall entwickelten Zöliakiebetroffene und jene mit nicht-zöliakaler Glutenempfindlichkeit eine Reihe von Symptomen, die sich auf das Nervensystem auswirkten, wie Depressionen, Kopfschmerzen, Krampfanfälle und mehr. Auch die Befolgung der traditionellen glutenfreien Diät eliminierte nicht die

Antikörper, die bei den Nachuntersuchungen an den Probanden vorhanden waren.

Denken Sie daran, dass Gluten in allen Getreidearten vorhanden ist. Andere Studien identifizieren auch Getreide als ein großes Problem für Menschen mit Glutenunverträglichkeit. Es ist auch wichtig, sich vor Augen zu halten, dass Reis oder Sorghumhirsen nicht richtig untersucht sind, um sie als Ersatz zu verwenden.

Haben Sie eine Glutenunverträglichkeit?

Sie sollten sich bewusst sein, dass die Zöliakie nur 1% der Gesamtbevölkerung betrifft. Einige Schätzungen gehen auch davon aus, dass die Glutenunverträglichkeit nur bei etwa 0,5 bis 13% der Bevölkerung auftritt. Obwohl es sich um eine seltene Erkrankung handelt, treten die damit verbundenen Symptome sehr häufig auf und können eine Reihe von möglichen Ursachen haben. Einfach ausgedrückt, wird eine Glutenunverträglichkeit oft leicht falsch identifiziert.

Das Problem wird noch größer durch Ernährungstrends, die auf die Meidung von Gluten in ihrem Lebensstil hindeuten, da es negative Auswirkungen auf die Gesundheit haben kann. Denken Sie jedoch daran, dass es nur sehr wenige Untersuchungen gibt, die behaupten, dass die Entfernung von Gluten aus der Ernährung zu gesundheitlichen Vorteilen für Menschen führt, die nicht glutenempfindlich sind.

Wie dem auch sei, wenn Sie sich sicher sein wollen, ist es am besten, wenn Sie Ihren Arzt konsultieren und eine korrekte Diagnose stellen lassen. Auch sollten Sie sich sofort untersuchen lassen, wenn eines oder mehrere der genannten Anzeichen bei Ihnen auftreten.

Kapitel 3 : Glutenfrei einkaufen

Wenn man anfängt, glutenfrei einzukaufen, kann das eine richtige Herausforderung sein. Sie könnten in Panik geraten, Ihre Lieblingsspeisen nicht mehr essen zu dürfen. Es könnte den Anschein erwecken, als gäbe es für Sie nichts zu essen. Sie werden jedoch schnell feststellen, dass dies nicht der Fall ist. Ihnen wird es an nichts fehlen.

Es ist einfacher, als Sie denken köstliche Lebensmittel zu finden, die glutenfrei sind.. Wahrscheinlich werden Sie einige schmackhafte Nahrungsmittel finden, die Sie noch nicht in Betracht gezogen haben. Sobald Sie wissen, worauf Sie achten müssen, werden Sie den Besuch im Supermarkt wie ein Gluten-Profi meistern.

Wenn ein oder mehrere Familienmitglieder glutenunverträglich sind, während der Rest Weizen essen kann, sollten Sie keine separaten Mahlzeiten zubereiten. Glutenfreie Mahlzeiten sind KEINE Strafe, und wer an Zöliakie oder Glutenunverträglichkeit leidet, sollte sich nicht schuldig oder anders fühlen. Gluten in der Ernährung wegzulassen bedeutet, sich gesund zu ernähren und das ist etwas, was die ganze Familie tun sollte.

Einen Plan haben

Ihre Reise zum Markt beginnt mit einer Liste. Wenn Sie die Gänge auf und ab gehen, kann das zu ernsthaften Versuchungen führen. Supermärkte sind absichtlich so gestaltet, dass sie Sie in Versuchung führen und Sie dazu verleiten, Dinge zu kaufen, die Sie nicht brauchen. Sie wollen ja nicht wahllos umherwandern. Bevor Sie das Haus verlassen, noch bevor Sie Ihre Einkaufsliste erstellen, planen Sie Ihre Mahlzeiten.

Gehen Sie die Essensplanung nicht negativ an, wie in "Oh, ich kann keine Nudeln essen ... Brot ... Kekse". Glutenfrei essen bedeutet nicht Einschränkungund Entbehrung. Es geht nur darum, besser zu essen. Planen Sie die Mahlzeiten, die Sie genießen werden, und denken Sie was womit ersetzt werden kann. Wie können Sie dieses Rezept verbessern? Wenn Sie zum Beispiel Nudeln zubereiten wollen, tun Sie das. Planen Sie einfach die Verwendung von Zoodeln (Zucchini-Nudeln) oder glutenfreien Nudeln in Ihrer Zubereitung ein.

Haben Sie Lust, ein paar Kekse für die Kinder zu backen? Alles, was Sie tun müssen, ist Weizenmehl in Ihrem Rezept zu ersetzen. Wir werden die Substitution später in diesem Buch besprechen. Ein oder zwei glutenfreie Kochbücher werden Ihnen Inspiration liefern und Ihnen helfen zu verstehen, wie köstlich glutenfreie Mahlzeiten sein können. Sie sind eine ausgezeichnete Investition.

Denken Sie an Vielfalt. Je größer die Vielfalt der Lebensmittel, die Sie essen, desto mehr Nährstoffe nehmen Sie zu sich. Und vergessen Sie nicht die Kräuter und Gewürze, von denen die meisten ziemlich nährstoffreich sind. Glutenfrei einzukaufen, wird Ihre Lebensmittelwelt erweitern.

Es gibt viele Orte, an denen man glutenfreie Produkte kaufen kann. (Sie haben ja Glück!). Es gibt um jede Ecke Supermärkte, Fachgeschäfte, Naturkostläden, Bauernmärkte im Freien und online. Seien Sie unbedingt all diesen Möglichkeiten gegenüber aufgeschlossen. Machen Sie jedoch den Supermarkt zu Ihrem Haupteinkaufsort. Dafür gibt es Gründe.

Erstens setzt sich die Glutenfreiheit durch und die meisten Märkte führen jetzt glutenfreie Produkte oder haben eine ganze glutenfreie Abteilung. Die Feinkostabteilung wird wahrscheinlich eine Reihe von glutenfreien Produkten anbieten. Wenn Sie auf dem regulären Markt einkaufen, werden Sie nicht das Gefühl haben, dass Sie "anders" einkaufen, und das ist psychologisch wichtig. Sie sind nicht anders, Sie sind nur schlau.

Natürlich ist jeder Bauernmarkt eine Fundgrube gesunder Produkte, deshalb wollen Sie auf jeden Fall dabei sein, wann immer es möglich ist. Was Spezialgeschäfte für Reformkost und Online-Shopping betrifft, so sollten Sie diese als wertvollen letzten Ausweg für jedes Produkt, das Sie nicht in Geschäften finden können, in Reserve halten.

Nun, da Sie Ihre Mahlzeiten geplant haben, können Sie Ihre Einkaufsliste erstellen. Denken Sie daran, dass Fertiggerichte häufig versteckten Zucker und Gluten enthalten. Wenn Sie sich nicht sicher sind, wenden Sie sich für weitere Einzelheiten an den Hersteller. Bringen Sie nicht nur Ihre Einkaufsliste mit, sondern auch eine Liste glutenfreier Lebensmittel/Zutatenliste, damit Sie komplizierte Produktangaben auf der Packung interpretieren können.

Wir empfehlen Ihnen, möglichst ohne Kleinkinder einzukaufen, deren kleine Hänchen direkt und unbekümmert nach Schokolade, Keksen und anderen Snacks greifen. Sie müssen die Kontrolle über die Einkaufssituation behalten.

Sie im Supermarkt

Okay, Sie sind im Supermarkt und schieben den Einkaufswagen den Gang hinunter. Und was jetzt?

Alle Supermärkte sind in der Regel gleich angelegt, so dass es leicht ist, "gefährliche" Gänge und Abschnitte zu vermeiden. Wenn Sie glutenfrei einkaufen, verbringen Sie die meiste Zeit im Hauptteil des Geschäfts und nicht in den Gängen. Frischwarenabteilung befindet sich in der Regel in der Nähe des Eingangs, so dass Sie zuerst dorthin gehen möchten. Legen Sie einen Vorrat an frischem, saisonalem Obst und Gemüse an. Hier haben Sie die Möglichkeit, Produkte zu kaufen, die Sie noch nie probiert haben und Ihre Lebensmittelauswahl zu erweitern. Salate sind immer gesund, schmackhaft und glutenfrei, aber seien Sie vorsichtig mit Croutons und Dressing.

Der Brotgang kann knifflig und verlockend sein. Sie müssen auf die meisten Brote verzichten und sich nach glutenfreiem Brot umsehen. Aber auch hier muss man vorsichtig sein. Alles, was als "glutenfrei" gekennzeichnet ist, kann mit zusätzlichen Fetten und

Zuckern gefüllt sein. Studieren Sie nicht nur die Packungsangaben sorgfältig, sondern prüfen Sie sich auch das Verfallsdatum. Glutenfreie Brote enthalten normalerweise weniger Konservierungsstoffe und können schneller verderben.

Sie haben es zur den Feinkostabteilung geschafft. Hier fühlen Sie sich ziemlich sicher, denn Käse enthält kein Gluten. Technisch gesehen nicht, aber viele fettarme Käsesorten können Füllstoffe auf Weizenbasis enthalten. Was den Aufschnitt betrifft, so enthält er wahrscheinlich Füllstoffe auf Weizenbasis. Mehr dazu später, aber fragen Sie die Person hinter der Theke, bevor Sie etwas kaufen.

Sie sollten in der Lage sein, den Abschnitt mit losen Lebensmitteln gut zu nutzen. Die gute Nachricht ist, dass es viele Arten von glutenfreien, weizenfreien Mehlen gibt, aus denen Sie wählen können. Glutenfreie Mehle können anders funktionieren und schmecken als normale Mehle, daher sollten Sie sich mit der optimalen Verwendung dieser Mehle vertraut machen. Ein glutenfreies Kochbuch kann Ihnen bei der Zubereitung köstlicher Desserts, von denen Sie dachten, dass Sie sie nie wieder genießen würden, sehr hilfreich sein.

Einige der beliebtesten, glutenfreien, weizenfreien Mehle sind die folgenden:

1. Kokosnussmehl - ein hervorragendes Backmehl
2. Maismehl - wird aus Mais hergestellt und zum Backen und Beschichten verwendet.

3. Hafermehl - wenn es aus natürlichem Hafer hergestellt wird, ist Hafermehl glutenfrei. Hervorragend geeignet für Kekse und zum Backen.

4. Braunes Reismehl - das ist leicht verdaulich. Darüber hinaus sind Nudeln aus braunem Reismehl die beste Alternative zu den üblichen Nudeln mit weißem Mehl. Es gibt auch weißes Reismehl, das glutenfrei ist. Die weisse Reismehlsorte wurde jedoch von den meisten Vitaminen B und wichtigen Mineralstoffen befreit. Es wird Ihnen nicht schaden, aber Sie werden nicht die gleiche Ernährung erhalten wie mit braunem Reismehl.

5. Mandelmehl - hergestellt aus gesunden Nüssen. Mandelmehl kann für fast jede Art des Backens verwendet werden.

6. Tapiokamehl - das ist nicht wirklich ein Back-/Kochmehl. Es wird häufig als Verdickungsmittel für Saucen und zur Herstellung einer Mehlschwitze verwendet.

7. Kichererbsenmehl - dieses gesunde Mehl enthält die benötigten Ballaststoffe und Mineralien. Es wird am besten für Pfannkuchen und Waffeln verwendet.

8. Sorghummehl - dies ist ein schweres Mehl. Wenn es zum Backen verwendet wird, wird es häufig mit Tapiokamehl kombiniert.

9. Maniokmehl - dieses Mehl enthält außer Vitamin C nur wenige Nährstoffe, aber es kann leicht zum Backen verwendet werden.

10. Amaranthmehl - dies ist ein nährstoffreiches Mehl, das wie Sorghum mit einem anderen Mehl zum Backen gemischt werden kann.

11. Buchweizenmehl ist eigentlich kein Mehl, sondern ein sehr gesundes Saatgut. Großartig für die Herstellung von Pfannkuchen.

12. Teff-Mehl - ein weiteres Mehl, das zusammen mit anderen glutenfreien Mehlen zum Backen verwendet werden kann.

13. Grillenmehl - dieses wird eigentlich aus gerösteten Grillen hergestellt, aber lassen Sie sich nicht davon abhalten, es zu probieren. Es ist nährstoffreich und hat einen nussigen Geschmack.

14. Glutenfreies Allzweckmehl - dieses wird aus einer Kombination der oben genannten Mehle hergestellt und kann sehr gut zum Backen verwendet werden.

Wie Sie sehen, bietet Ihnen die glutenfreie Küche viele Möglichkeiten und Sie sollten experimentieren, um herauszufinden, welches Mehl für Sie am besten geeignet ist. Mehle aus Kokosnuss oder Mandeln können Ihren Backwaren einen köstlichen Geschmack verleihen.

Aber Vorsicht: Wenn Mehle in loser Schüttung angeboten werden, kann es zu einer gewissen Kreuzkontamination kommen, wenn ein Kunde mit derselben Schaufel glutenhaltige und nicht

glutenhaltige Mehlsorten abfüllt. Wenn das ein ernsthaftes Problem darstellt, besorgen Sie sich Ihr glutenfreies Mehl auf einem Markt oder in einem Bioladen, der über einen separaten glutenfreien Bereich verfügt, oder bestellen Sie über das Internet.
Sie und Ihr Einkaufswagen, der ziemlich voll wird, haben es bis zur Milchabteilung geschafft. Beachten Sie, dass Sie immer noch am Rand des Marktes umherwandern, anstatt durch die Gänge zu streifen.

Milch und Milchprodukte enthalten kein Gluten, aber seien Sie vorsichtig mit Zusatzstoffen. Joghurt und Eiscreme können alle Arten von Aromen enthalten, lesen Sie daher die Packungsangaben sorgfältig durch. Und, wie bereits erwähnt, enthält jeder Artikel, der mit "Diät" oder "fettarm" gekennzeichnet ist, wahrscheinlich Gluten-Füllstoffe.

Wenn Sie auf der Suche nach Snacks sind, werden Sie wahrscheinlich in einem der Gänge landen. Prüfen Sie die auf der Packungsangabe der Zutaten sorgfältig. Als Alternative können Sie Ihren eigenen schmackhaften Snack zubereiten, indem Sie glutenfreies Müsli mit gehackten Nüssen oder Trockenfrüchten mischen.

Wenn Sie in der Fleisch- und Fischabteilung ankommen, befinden Sie sich in einer glutenfreien Zone, mit Ausnahme des zubereiteten und beschichteten Fleisches, das Sie ignorieren werden. Konzentrieren Sie sich auf mageres Fleisch und Fisch, um schmackhafte und gesunde Mahlzeiten zuzubereiten.

Kapitel 4 :
Der Einstieg in das glutenfreie Leben

Wenn Sie darüber nachdenken, glutenfrei zu werden, um gesünder zu leben – Glückwunsch !. Es ist eine ausgezeichnete Entscheidung. Wenn bei Ihnen eine Glutenunverträglichkeit oder - schlimmer noch - Zöliakie diagnostiziert wurde, fühlen Sie sich möglicherweise frustriert und überfordert. Wo in aller Welt fangen Sie überhaupt an? Sie haben ein Recht darauf, besorgt zu sein, denn Ihre Gesundheit steht auf dem Spiel. Glutenfrei zu werden ist für Sie ein Muss. Es liegt an Ihnen, diese Erfahrung so angenehm wie möglich zu gestalten.

Ihr erster Schritt ist es, sich so gut wie möglich zu informieren und dieses Buch soll Ihnen den Einstieg erleichtern. Dies ist jedoch nur der Anfang. Sprechen Sie mit einem Arzt, der sachkundig und proaktiv ist, wenn es um Ernährung und Gesundheit geht; d.h. mit einem Arzt, der nicht einfach Rezepte ausstellt.

Treffen Sie sich mit einem ausgebildeten Ernährungsberater, der mit Zöliakie vertraut ist. Er oder sie kann Ihnen viele detaillierte Informationen zu Ihrer spezifischen Situation geben und Ihnen bei der Planung gesunder Mahlzeiten für Sie und Ihre Familie helfen. Informieren Sie sich dann über Zöliakie-Selbsthilfegruppen in Ihrer Region. Die Mitglieder haben die gleichen Frustrationen erlebt, die Sie jetzt durchmachen und werden das verstehen.

Sie müssen auch vieles über Lebensmittelkunde lernen. Weizen kann sich an den unerwartetsten Stellen verstecken, insbesondere in Fertiggerichten. Lesen Sie die Etiketten und wenn Sie Fragen haben, rufen Sie die Firma an und fragen Sie nach Einzelheiten zu den Zutaten. Sie haben jedes Recht zu wissen, was in Ihren Körper gelangt.

Eine glutenfreie Küche

Sobald Sie wissen, welche Lebensmittel Sie ins Haus bringen müssen (denken Sie daran, dass frisch immer am besten ist), müssen Sie Ihre Küche vorbereiten, um eine Kreuzkontamination zu vermeiden.

Wir haben bereits erwähnt, dass es für die ganze Familie am besten ist, glutenfreies Essen zu geniessen,anstatt getrennte Mahlzeiten zu kochen. Für den Fall, dass Sie das nicht tun, müssen Sie für Ihre glutenfreie Küche separate Haushaltsprodukte haben. Dazu gehören Töpfe, Pfannen, Schneidebrett und Utensilien. Reinigen Sie den Toaster, um Weizenkrümel zu entfernen. Gluten kann sich an diesen Gegenständen festsetzen und eine Kreuzkontamination verursachen.

Beginnen Sie Ihre glutenfreie Reise von Grund auf neu. Wenn die ganze Familie beteiligt ist, wie es auch sein sollte, entsorgen Sie glutenhaltige Lebensmittel aus dem Gefrierschrank, dem Kühlschrank und den Schränken und tauschen Sie sie durch glutenfreie Ersatzartikeln ein. Es mag wie eine Herausforderung erscheinen, Ihr Lieblingsbrötchen, Ihre Lieblingsnudeln und -kekse wegzuwerfen, aber wenn Sie einmal gelernt haben, wie man glutenfreie Alternativen zubereitet, werden Sie sie nicht mehr vermissen. Wahrscheinlich werden Sie tatsächlich die leckeren glutenfreien Mahlzeiten und Snacks bevorzugen.

Wenn andere Familienmitglieder weiterhin glutenhaltige Nahrung zu sich nehmen, stellen Sie ihre Nahrung in einen separaten, dafür vorgesehenen Bereich. Reinigen Sie nach der Zubereitung der Mahlzeiten die betroffenen Flächen gründlich.

Reinigung des Badezimmers

Für jeden, der mit dem glutenfreien Leben beginnt, mag es überraschend sein, dass die Küche nicht der einzige Raum im Haus ist, der mit potenziellen Gefahren gefüllt ist.

Möglicherweise ist Ihr Badezimmer mit Gluten gefüllt, das sich negativ auf Ihre Glutenunverträglichkeit auswirken kann. Viele gewöhnliche Kosmetika und Hygieneartikel enthalten Weizen. Weizen ist in der Tat ein beliebtes Peeling für Gesicht und Körper und kann in einer Vielzahl von Lotionen und Reinigungsmitteln enthalten sein.

Lesen Sie die Etiketten der folgenden Badezimmerprodukte sorgfältig durch:

- Seifen und Gels
- Gesichtspeelings
- Shampoo
- Lotionen für die Haut
- Zahnpasta

- Lippenstift
- Haarspray

Viele dieser Produkte bezeichnen sich selbstaufgrund des Weizenanteils als "natürlich" oder "biologisch". Wenn Sie ein Produkt ersetzen müssen, suchen Sie nach Ersatzprodukten, die Sheabutter oder Öle, wie Kokosnuss- oder Jojobaöl enthalten, die ausgezeichnete Feuchtigkeitsspender sind.

Glücklicherweise gibt es eine Reihe von Kosmetiklinien, die sich auf glutenfreie Produkte spezialisiert haben. Informieren Sie sich im Internet über Einzelheiten.

Wenn Sie weizenintolerant sind, hüten Sie sich außerdem davor, jemanden zu küssen, der Lippenstift trägt, der Weizen enthalten könnte. Faustregel: Wenn Sie jemanden gut genug kennen, um ihn zu küssen, sollten Sie ihn gut genug kennen, um ihm Ihre Weizenintoleranz zu erklären und ihn seine Kosmetika überprüfen zu lassen.

Sie und der Alkohol

Die gute Nachricht ist, dass Sie nicht auf Alkohol verzichten müssen, um ein glutenfreies Leben zu genießen. Sie müssen sich jedoch vor Bier, destillierten Produkten und Malzgetränken in Acht nehmen.

Sie können jedoch Bourbon, Gin, Tequila, Rum, Cognac, Wodka und Wein genießen.

Gluten und Ihr Medizinschränkchen

Es gibt zwar keine Heilmittel für Zöliakie, aber möglicherweise nehmen Sie Medikamente gegen andere Probleme ein. Obwohl Sie mit Ihrem Arzt über Medikamente sprechen können, sind Ärzte nicht immer über bestimmte Medikamente und deren Inhaltsstoffe informiert. Am besten ist es, mit dem Apotheker zu sprechen und ihm Ihre Situation zu erklären. Es ist immer besser, informiert und vorsichtig zu sein.

Eine Reihe von Medikamenten enthalten Stärke aus Mais, Kartoffeln und Weizen. Die Gesetze zur Kennzeichnung von Arzneimitteln können unklar sein. Unternehmen sind nicht verpflichtet, die Art der von ihnen verwendeten Stärke anzugeben. Am besten ist es, Vorsicht walten zu lassen, da die falsche Medikation Bauchprobleme, Durchfall und andere Symptome verursachen kann. Sie wollen nicht, dass Ihnen von Ihren Arzneimitteln schlecht wird!

Wenn Sie Zweifel an dem Medikament haben, das Sie einnehmen, bitten Sie den Apotheker, dass erden Hersteller oder das Unternehmen anruft. Sie haben das Recht zu erfahren, wie ihre Produkte hergestellt werden.

Wenn Sie in der Apotheke sind, fragen Sie Ihren hilfsbereiten Apotheker nach Nahrungsergänzungsmitteln und Vitaminen.Da Zöliakie die Aufnahme von Nährstoffen erschwert (mehr dazu in einem anderen Kapitel dieses Buches), sollten Sie Nahrungsergänzungsmittel einnehmen, um den Verlust auszugleichen und den Nährstoffmangel zu lindern.

Glutenfreie Speisekammer

Wenn Sie glutenfrei essen, ist es wichtig, eine gut sortierte Speisekammer zu haben. Andernfalls können unerwartete Gäste oder wenn Sie hungrig nach Hause kommen und sofort zu Abend essen wollen, oder Heisshungerattacken dazu führen, dass Sie verzweifelt zu dem Schluss kommen "Gut, dann bestellen wir eben eine Pizza!"

Wenn Sie das nicht wollen, müssen Sie mit einer gut bestückten Speisekammer vorbereitet sein. Sie sollten alle Zutaten für eine leckere, glutenfreie Mahlzeit jederzeit griffbereit haben.

Jeder von uns wendet sich gelegentlich dem Essen zu, um sich zu trösten. Das ist in Ordnung, solange der Snack gesund und nahrhaft ist.

Für ein schnelles Frühstück, wenn Sie es eilig haben, sollten Sie einen Behälter mit glutenfreiem Buchweizen bereithalten. Versuchen Sie es mit einem pochierten Ei, um morgens in Schwung zu kommen.

Halten Sie glutenfreie Brote für ein sättigendes Sandwich zum Mittagessen bereit.

Für ein schmackhaftes Abendessen sollten Sie für die Zubereitung von Fleisch- und Gemüsegerichten viel glutenfreies Mehl, braunen Reis und glutenfreie Maistortillas verwenden. Glutenfreie Pasta können Sie auchim Internet bestellen.

Snacks können problematisch sein. Wenn Kinder von der Schule nach Hause kommen und ihre Freunde mitbringen, brauchen Sie einen Plan. Bereiten Sie sich darauf vor, Popcorn, glutenfreie Cracker und Käse, Studentenfutter oder Bananenscheiben mit Erdnussbutter auf den Tisch zu bringen.

Notwendige Lebensmittel in Ihrer Speisekammer

Neben frischen Produkten und magerem Fleisch und Fisch gibt es bestimmte Artikel, die immer in Ihren Regalen stehen sollten. Sie werden feststellen, dass viele von ihnen zum Würzen und Verfeinern eines Gerichts beim Kochen dienen. Sie sollten wirklich nie ohne sein:

- Knoblauch
- Reis, Quinoa und Kartoffeln
- Viele verschiedene Arten von glutenfreiem Mehl
- Ein hochwertiges Olivenöl und andere Öle, wie z.B. Kokosnussöl.
- Einige hochwertige Essigsorten
- Eine Vielfalt von Linsen und Bohnen, vorzugsweise die trockene Art
- Eine Vielzahl von Brühen, wie z.B. Rind-, Hühner- und Fischbrühen, vorzugsweise hausgemacht
- Eine Vielfalt von Nüssen und Samen
- Senf
- Eine Vielzahl von Gewürzen, die Ihre Gerichte aufpeppen
- Frische Kräuter
- Tamarisauce (eine glutenfreie Sojasauce)
- Sauerrahm

- Parmesan-Käse
- Eier
- Joghurts (Etiketten vor dem Kauf lesen)
- Dosen mit Thunfisch
- Getrocknete Pilze
- Dosentomaten (Etikett überprüfen)
- Feuergeröstete Tomaten und Chilis für zusätzliche Schärfe

Es gibt viele andere Lebensmittel, die es in Ihre Küche schaffen können, aber mit diesen unverzichtbaren Zutaten sollten Sie jederzeit in der Lage sein, eine gesunde, glutenfreie Mahlzeit zuzubereiten.

Kapitel 5 : Ausgehen und geselliges Beisammensein

Manchmal mag es sich so anfühlen, als sei es das Schlimmste, Ihre Essgewohnheiten ändern zu müssen, um Gluten aus Ihrem Leben zu verbannen. Aber dann, wenn Sie eine Welt voller gesunder Alternativen entdecken und anfangen, Lebensmittel zu essen, die Sie noch nie in Erwägung gezogen haben, entspannen Sie sich und genießen alle Vorteile.

Es gibt jedoch einen Aspekt der Glutenfreiheit, der selbst erfahrene alte Füchse verunsichern kann. Außer Haus essen. Der Umgang mit dem Auswärtsessen, entweder allein oder mit Freunden, kann sich wie eine echte Herausforderung anfühlen . Und wie gehen Sie mit Einladungen zum Abendessen um? Tatsache ist, dass andere Menschen vielleicht nicht verstehen, was Sie gerade durchmachen.

Wenn Sie nicht zu einem einsamen Wolf werden wollen, müssen Sie jedoch sozialisunter Menschen gehen. Wir sind soziale Wesen und wir müssen mit anderen Menschen zusammen sein.

Dieses Buch wird Ihnen helfen, die Herausforderungen des Auswärtsessens zu meistern und Sie zu einem sorgenfreien geselligen Menschen machen. .

Erstens sollten Sie nicht erwarten, dass sich andere Menschen Ihrem Lebensstil anpassen. Einige sind sich dessen vielleicht nicht bewusst, andere wissen vielleicht einfach nicht, was sie tun sollen und bereiten unschuldig ein Gericht zu, von dem sie glauben, dass Sie es essen können. Verstehen Sie, dass es in Ihrer Verantwortung liegt, wo auch immer Sie sind, sich an Ihre glutenfreie Ernährung zu halten. Sie können und sollten sich nicht auf andere verlassen.

Was gibt es zum Abendessen?

Es ist unhöflich, Ihrem Gastgeber oder Ihrer Gastgeberin zu sagen, dass Sie die Lasagne nicht essen dürfen, und dass sie etwas anderes für Sie haben sollten. Wir wiederholen: Erwarten Sie keine besondere Behandlung. Es ist jedoch völlig akzeptabel, einfach zu fragen, was sie servieren.

Erklären Sie höflich, dass der Grund für Ihre Anfrage ist, dass Sie eine Ernährungsbeschränkung haben. Vielleicht wird der Gastgeber Ihnen entgegenkommen, vielleicht auch nicht. Aber zu wissen, worauf Sie sich einlassen, wird Ihnen helfen, vorbereitet zu sein. Sie können essen, bevor Sie zur Veranstaltung gehen und dann einfach mit ein paar Gemüsesorten spielen, ohne auf sich aufmerksam zu machen.

Was wäre, wenn Ihr Gastgeber versprochen hätte, ein glutenfreies Essen zuzubereiten, aber er hat keine Ahnung, was das bedeutet und Sie enden mit einem frittiertem Hähnchen in Mehl-Panade? Auch hier ist es eine gute Idee, vor der Ankunft zu essen, trotz der Versprechen des Gastgebers. Wenn Sie sich dann zu den versammelten Gästen gesellen, können Sie sich darauf konzentrieren, Spaß zu haben, anstatt sich auf das Essen zu konzentrieren. Und schmollen Sie nicht über den Gastgeber. Er oder sie hat es gut gemeint, wusste aber nicht, dass Paniertes nicht serviert werden sollte.

Wenn Sie den Gastgeber gut kennen oder wenn es sich um Familienmitglieder handelt, fragen Sie, ob Sie ein eigenes Gericht mitbringen können, das zu Ihrer Ernährung passt. Nur sehr wenige Menschen würden eine solche Bitte als Beleidigung auffassen.

Es wird Zeiten geben, in denen weder Sie noch der Gastgeber genügend Kontrolle über das Menü haben, z.B. in einem Restaurant. Erwähnen Sie in einem solchen Fall nicht einmal Ihre Diät. Essen Sie gesundes Essen, bevor Sie ankommen. Es besteht die Möglichkeit, dass es bei einer solchen Veranstaltung Gemüse, Salat oder ein Stück Fleisch gibt, das Sie genießen können. Fragen Sie im Zweifelsfall ruhig das Catering-Personal.

Wenn Sie glutenfrei leben, verlagern Sie Ihre Geselligkeit darauf, Spaß mit den Menschen zu haben, anstatt sich auf das Essen zu konzentrieren.

Sie sind der Gastgeber

Die wahrscheinlich beste Möglichkeit, Kontakte zu knüpfen und dabei die Kontrolle über Ihre Ernährung zu behalten, ist, wenn Sie der Gastgeber sind. Das wird nicht nur Ihre Sorgen lindern, es ist auch eine gute Gelegenheit für Sie, Ihre Freunde und Familie zuaufzuklären. Wenn sie nach einem Gericht fragen, das ihnen schmeckt, sagen Sie ihnen, dass es glutenfrei ist.

Dies dürfte ihr Interesse wecken und Fragen über die Vorteile des glutenfreien Essens aufwerfen. Nutzen Sie diese Zeit, um Ihre Freunde aufzuklären und zu informieren. Wer weiß? Vielleicht stimmen Sie den einen oder anderen um.

Ein Restaurant finden

Wir haben schon darüber diskutiert, dass man Restaurants anrufen und entsprechende Fragen stellen kann. Glücklicherweise nimmt die Zahl der glutenfreien Restaurants zu. Was die "normalen" Restaurants betrifft, so ist es am besten, wenn sie eine große und abwechslungsreiche Speisekarte haben, auf der es immer ein einfaches Steak und gedünstetes Gemüse geben wird.

Bestimmte Arten von Restaurants sind für Sie mit größerer Wahrscheinlichkeit sicherer als andere.

1. BBQ-Restaurants werden sich wahrscheinlich auf Fleisch und Kartoffeln konzentrieren. BBQ-Saucen sind normalerweise glutenfrei, aber zögern Sie nicht, danach zu fragen.
2. Meiden Sie keine Fast-Food-Restaurants. Das Gute an ihnen ist, dass sie den Nährstoffgehalt all ihrer Lebensmittel ausweisen. Pommes Frites, ein Salat oder etwas Chili sollten sicher verzehrt werden können.
3. Orientalische Restaurants wie indische, thailändische oder vietnamesische haben Reisnudeln als Standard auf ihrer Speisekarte.
4. Steak- und Meeresfrüchterestaurants sind eine weitere gute Wahl. Fleisch, Fisch, Kartoffeln und ein Gemüse können eine ausgezeichnete glutenfreie Mahlzeit ergeben.

Halten Sie sich einfach von allem, was eine Panade hatfern.

Glutenfreie Freunde finden

Wenn Sie einer glutenfreien Selbsthilfegruppe in Ihrer Region beitreten, werden Sie neue Leute kennen lernen und neue Freunde finden, die sich in der gleichen Position wie Sie befinden. Sie werden von einer ganzen Gruppe umgeben sein, die Sie unterstützt und über glutenfreies Essen informiert ist. Das macht Auswärtsessen und geselliges Beisammensein zu einem sorgenfreien Vergnügen.

Kapitel 6 :
Die Fallstricke der glutenfreien Lebensweise vermeiden

Es sind nicht nur Menschen mit Zöliakie, die sich für eine glutenfreie Ernährung entscheiden. Nach Angaben der Mayo-Klinik tun 72 Prozent der Menschen, die sich glutenfrei ernähren, dies auf Empfehlung eines Ernährungswissenschaftlers oder Arztes. Glücklicherweise ignoriert die Ärzteschaft nicht mehr die Tatsache, dass "neuer" Weizen nichts für Gesundheit und Wohlbefinden zu bieten hat und eine Vielzahl von Schäden verursachen kann.

Aber ohne ausreichendes Faktenwissen auf den glutenfreien Zug aufzuspringen, kann nach hinten losgehen. Wenn Sie sich nicht die Zeit nehmen, um sich zu informieren, werden Sie sich wahrscheinlich weiterhin nicht so gut fühlen, wie Sie es könnten. Je mehr Sie über Gluten wissen, wo es sich befindet und was es bewirkt, desto besser wird es Ihnen gehen. Das glutenfreie Leben kann eine Herausforderung sein, und Wissen ist Ihr bester Verbündeter. Wenn Ihr Dünndarm beschädigt ist, können selbst kleine Fehler einen Rückschlag verursachen und eine Genesung verhindern.

Eines der größten Hindernisse ist, dass sich Gluten an den unerwartetsten Stellen verstecken kann. Glutenfreiheit ist nicht nur eine Frage des Verzichts auf Weizenprodukte. Lesen Sie die Verpackungsangaben sorgfältig durch oder fragen Sie nach, denn Gluten kann seinen Weg zu den folgenden Lebensmitteln finden:

1. Müsli wird als gesundes Nahrungsmittel gepriesen, aber viele Müslimischungen werden aus glutenhaltigem Hafer hergestellt. Lesen Sie zuerst die Verpackungsangaben.
2. Bestimmte Arten von Kartoffelchips enthalten Malz (Weizen) Essig.
3. Fleisch ist glutenfrei, aber Vorsicht bei verarbeiteten Fleischsorten wie Wurstwaren, Hot Dogs, Salami und Leberwurst, da diese mit Getreide verarbeitet werden.
4. Dosensuppen können Gerste oder Weizen als Verdickungsmittel enthalten. Lesen Sie nochmals alle Verpackungsangaben.
5. Maistortillas sind in der Regel glutenfrei, einige fügen jedoch Weizen hinzu.
6. Überprüfen Sie alle Salatdressings und Marinaden.
7. Bestimmte vegetarische "Fleischsorten", wie vegetarische Burger, Wurst oder Speck, können Gluten enthalten.
8. Einige Restaurants "puffen" ihre Rühreier mit Weizenteig auf. Fragen Sie im Zweifelsfall den Kellner.

Neben dem versteckten Gluten besteht ein weiteres Problem bei der Einführung einer glutenfreien Ernährung darin, dass Sie möglicherweise nicht alle notwendigen Nährstoffe erhalten. Laut einer Studie, die in der Zeitschrift Clinical Nutrition veröffentlicht wurde, besagt, dass Menschen, die sich glutenfrei Ernähren,einen Mangel an Vitamin D und B, Zink, Magnesium, Folat, Eisen und Kalzium aufweisen können.

Der Mangel vergrößert sich, wenn nicht glutenhaltiges Brot, Teigwaren usw. durch glutenhaltige Versionen dieser Produkte ersetzt werden. Während glutenfreie Lebensmittel hilfreich und praktisch sein können, werden viele von ihnen mit zugesetztem Zucker und Fett verarbeitet und sie werden nicht mit zusätzlichen Vitaminen "angereichert", wie es bei Weißmehl-Lebensmitteln häufig der Fall ist.

Glutenfreie Versionen jeglicher Lebensmittel machen Sie nicht krank, aber Sie sollten sehr vorsichtig sein.

Ein nährstoffreiches Leben zu gewährleisten ist überhaupt nicht schwierig. Erhöhen Sie die Gemüse- und Obstportionen auf fünf pro Tag und fügen Sie Quinoa und Amaranthmehl zu Ihrer Ernährung hinzu. Das hinzugefügte Obst und Gemüse liefert Ihnen auch die Ballaststoffe, die Sie benötigen.

Um sicherzustellen, dass Sie alle Ihre Vitamine und Mineralien erhalten, essen Sie viel von den folgenden Nahrungsmitteln:

1. Bohnen, Erbsen und Hülsenfrüchte sind eine ausgezeichnete Quelle für Thiamin.
2. Spinat und Sojabohnen liefern Riboflavin
3. Avocado, Huhn, Brokkoli und Lachs enthalten Niacin.
4. Grüngemüse, Spinat, Spargel, Brokkoli und Kopfsalat sind eine Quelle für Folat und Magnesium.
5. Um Eisen hinzuzufügen, essen Sie Fleisch und Linsen.
6. Meeresfrüchte, insbesondere Lachs, liefern Vitamin D.

Zöliakie, die den Dünndarm schädigen kann, kann es dem Körper erschweren, alle notwendigen Nährstoffe aufzunehmen. Besprechen Sie die Einnahme eines Nahrungsergänzungsmittels mit Ihrem Arzt oder Apotheker. Um alle möglichen Nährstoffe aus der Nahrung, die Sie essen, zu erhalten, sollten Sie die Einnahme von rohem Obst und Gemüse gegenüber dem Kochen erhöhen. Wählen Sie eine abwechslungsreiche Produkte, die Farben sollten so bunt wie möglich sein..

Ein weiterer Grund dafür, dass Sie vielleicht nicht die erhofften Fortschritte bei Ihrer glutenfreien Ernährung sehen, ist, dass der Dünndarm so stark geschädigt ist, dass selbst zugelassene Körner wie Reis oder Mais weiterhin ein Problem darstellen können. Nüsse sind zwar glutenfrei, aber auch schwer verdaulich. Wenn Sie weiterhin Magen-Darm-Probleme haben, wenden Sie sich an Ihren Arzt.

Möglicherweise möchten Sie mit dem Genuss dieser Nahrungsmittel warten, bis sich Ihr Dünndarm ausreichend erholt hat. Versuchen Sie, auf alle Körner und Nüsse zu verzichten, auch auf die erlaubten Sorten, bis Ihr Dünndarm wieder auf dem richtigen Weg ist. Dies kann eine Weile dauern, seien Sie also geduldig. Sie wollen doch, dass der Darm heilt, oder?

Hinzu kommt, dass glutenfreie Produkte zwar hilfreich sein können, dass aber zu viele Unternehmen auf den Trend zur Glutenfreiheit aufspringen. Viele dieser Produkte sind überverarbeitet und mit Zucker und Fetten gefüllt und können fast jedem anderen verarbeiteten Lebensmittel ähneln. Eine bessere Lösung ist es, in ein paar seriöse glutenfreie Kochbücher zu investieren und Ihre Mahlzeiten von Grund auf selbst zuzubereiten.

Glutenfrei reisen

Sie wollen kein zusätzliches Drama während der Reise, aber wie sollen Sie Ihre Ernährung unterwegs kontrollieren? Viele Menschen, die sich glutenfrei ernähren, scheitern an schlechter Planung. Wie immer ist die Vorbereitung der Schlüssel zum Erfolg.

Wenn Sie mit dem Auto unterwegs sind, meiden Sie am besten die Restaurants am Straßenrand. Packen Sie einfach eine Kühlbox mit Sandwiches aus glutenfreiem Brot. Achten Sie bei Snacks für die Kinder darauf, dass Sie reichlich Nüsse, Käse, Früchte (einschließlich Trockenfrüchte) und glutenfreie Cracker haben. Packen Sie die gleichen Lebensmittel für Flugreisen und lange Wartezeiten am Flughafen ein. Die meisten Arten von Kartoffelchips (ausgenommen die mit Malz-Essig-Geschmack) können Sie sicher an jedem Flughafenkiosk kaufen.

Suchen Sie nach glutenfreien Restaurants entlang Ihrer Reiseroute.

Kapitel 7 : Emotionale Hindernisse bei Zöliakie

Eine Zöliakie-Diagnose kann wie eine wahre Herausforderung erscheinen. Es ist völlig in Ordnung, sich besorgt zu fühlen. Zöliakie ist ernst und muss behandelt werden. Zweifellos werden Sie aufgrund der Diagnose schockiert sein. Ihre erste Reaktion kann auch Leugnen sein.

Das kann doch nicht sein, dass ausgerechnet Ihnen so etwas passiert! Alles, was Sie fühlen können, ist eine erdrückende Frustration und Wut über die Ungerechtigkeit des Ganzen. Das sind ganz normale Reaktionen. Es gibt keinen Grund für Sie, Ihre Emotionen zu verleugnen. Fühlen Sie, was immer Sie fühlen müssen. Schließlich wird diese Diagnose einen großen Teil Ihres Lebens verändern.

Irgendwann müssen Sie Akzeptanz erreichen. Jetzt haben Sie sich schon so lange krank und elend gefühlt, dass Sie sich besser fühlen wollen. Das ist Ihre Chance. Es liegt also an Ihnen, entschlossen zu werden und mit der Situation umzugehen.

Machen Sie keinen Fehler. Das mag nicht leicht sein, vor allem, wenn die Entscheidung, glutenfrei zu werden, nicht Ihre eigene ist. Hier ist der Grund, warum die Zöliakie eine Diagnose sein kann, die so schwer zu akzeptieren ist:

1. So viele unserer sozialen Interaktionen drehen sich um Nahrung. Sie fragen sich zu Recht, wie sich das ändern wird, wenn Sie glutenfrei werden.
2. Familie und Freunde verstehen Ihre Situation möglicherweise nicht. Vielleicht sagen Ihnen einige von ihnen, Sie sollten sich einfach überwinden. Vielleicht wird Ihnen vorgeworfen, dass Sie eine Essstörung haben. "Es ist nur Toast und Rührei. Essen Sie, um Himmels willen!" Dieser Mangel an Unterstützung macht eine schwierige Situation nur noch schwieriger.
3. Zu wissen, dass Sie einige Ihrer Lieblingsessen aufgeben müssen, kann verständliche Ängste hervorrufen. An dem Begriff "Trostessen" ist etwas Wahres dran. Bestimmte Nahrungsmittel trösten uns. Nach Ihrer Diagnose stellen Sie fest, dass Ihre Möglichkeiten begrenzt sein werden. Sie haben bestimmte Lieblingsgerichte, die Sie vielleicht nicht mehr genießen können. Es fühlt sich an wie wenn Sie einen Freund verlieren.
4. Sie werden einige Veränderungen in Ihrem Leben vornehmen müssen. Je nachdem, wie gut Sie auf Veränderungen reagieren, kann auch das Ängste hervorrufen.
5. Sie werden neue Regeln befolgen müssen und das ist nicht immer einfach. Früher hatten Sie die Kontrolle über Ihre Essgewohnheiten. Jetzt müssen Sie die Regeln, die jemand anderes aufgestellt hat,befolgen!
6. Es ist kein Heilmittelfür Zöliakie bekannt. Alles, was Sie tun können, ist, die Symptome zu lindern, indem Sie Ihre Essgewohnheiten ändern. Ja, Zöliakie ist etwas, mit dem Sie für immer leben müssen.

7. Alle um Sie herum mampfen Oreo-Kekse und verschlingen Hamburger-Brötchen. Sie fühlen sich allein und isoliert.
8. Ein großes Problem für Zöliakiebetroffene ist, dass sie einen glutenfreien Lebensstil entwickeln, sich daran halten und sich nach einer Weile so viel besser fühlen. Das ist der Moment, wo das Gehirn beginnt, uns in Versuchung zu bringen : "Jetzt geht es mir gut. Ich kann das Stück Pizza oder den Keks haben." "Oma hat das speziell für mich zubereitet. Ich muss es essen." Das kann eine der schwierigsten Phasen sein, mit der Sie zurechtkommen müssen. Die Versuchung ist ja so gross ... nur ein Stück.

   Es ist entscheidend, der Versuchung zu widerstehen. Sie fühlen sich besser, weil Sie Gluten aus Ihrer Ernährung gestrichen haben. Erinnern Sie sich daran, wie miserabel Sie sich vor Ihrer neuen Diät gefühlt haben. Kehren Sie nicht den Kurs um, sonst müssen Sie bloss nochmal alles von vorne durchmachen. Sie sind genau da, wo Sie sein wollen. Machen Sie weiter.

Wenn Sie in Versuchung geraten zu schummeln

Manchmal kann der Drang zu schummeln - nur ein kleines bisschen - überwältigend sein. Dies gilt insbesondere bei besonderen Anlässen. So viele unserer Urlaubserinnerungen sind mit dem Essen verbunden.

Das Problem ist, dass man nicht "ein bisschen" schummel kann, wenn man Zöliakie hat. Selbst eine winzige Menge Gluten kann das Immunsystem beeinträchtigen. Es geht also nicht nur um einen Bissen". Für jemanden mit Zöliakie ist jeder Bissen einerzu viel. Sogar Menschen, die "nur" glutenempfindlich sind, können durch eine kleine Menge Gluten stark beeinträchtigt werden.

Gluten kann dazu führen, dass der Darminhalt aus dem Dünndarm austritt, wodurch Giftstoffe in den Körper gelangen, die Entzündungen hervorrufen können.

Überlegen Sie ernsthaft, ob Mamas leckerer Stapel Pfannkuchen es überhaupt wert ist. Dieses Buch soll Ihnen helfen, eine gute Wahl zu treffen.

Der schwerwiegendste Fall von Betrug wird von glutenempfindlichen Personen begangen, die keine unmittelbaren negativen Symptome zeigen. Sie können weiterhin betrügen und der Darm wird geschädigt, obwohl sie es erst merken, wenn ihr Autoimmunsystem schon beeinträchtigt ist. Wenn Sie Gluten ausgesetzt waren, sollten Sie sich einem Labortest unterziehen, bevor die verursachten Schäden irreversibel werden.

Begierden können jederzeit auftauchen. Sie können schwierig zu handhaben sein, aber Sie haben die Kontrolle. Nehmen Sie es wie ein Alkoholiker, einen Tag nach dem anderen. Vielleicht wollen Sie dieses Stück Kuchen in diesem Moment mehr als das Leben selbst. Überwinden Sie einfach den Moment. Gehen Sie weg, wenn möglich. Verstehen Sie, dass das Verlangen am nächsten Tag nicht mehr so stark sein wird. Wir wiederholen: Behandeln Sie das Verlangen Tag für Tag und behalten Sie die Kontrolle.

Sie müssen auch verstehen, welche Nahrungsmittel Ihren Heißhunger auslösen. Ist es der Besuch bei Mama, diealle Ihre Leibgerichte aus der Kindheit zubereitet? Ist es zu schwierig, mit Freunden auf eine Pizza auszugehen?

Wenn Sie den Auslösern nicht ausweichen können (Sie können Mama wirklich nicht ausweichen), lernen Sie, mit ihnen umzugehen. Sprechen Sie mit Ihrer Mutter über Zöliakie und wie man glutenfreie Optionen vorbereitet; oder bringen Sie Ihre eigenen mit. Entdecken Sie Pizzalokale mit glutenfreien Angeboten und überzeugen Sie Ihre Freunde, dorthin zu gehen. Denken Sie daran, Schummeln ist immer eine Entscheidung. Treffen Sie für sich selbst gute Entscheidungen.

Die Kontrolle über Ihre Emotionen übernehmen

Machen wir uns nichts vor. Zu wissen, dass man an Zöliakie leidet, kann zu Stimmungsschwankungenund Depressionen führen. Wenn Sie anfangen, sich niedergeschlagen zu fühlen, ist es an der Zeit, Ihre Emotionen zu verbessern, statt sich nur mit Essen zu beschäftigen. Im Folgenden finden Sie einige Möglichkeiten, sich besser zu fühlen und eine höhere Lebensqualität zu genießen.

1. Eine Depression kann dazu führen, dass man sich zurückzieht, aber man muss die Hand ausstrecken. Haben Sie mindestens eine Person, mit der Sie über das, was Sie durchmachen, sprechen können, ohne sich Sorgen machen zu müssen, dass Urteile gefällt werden.

Das kann ein Elternteil, ein Geschwisterkind, der beste Freund, jemand anderes, der an Zöliakie leidet, oder ein Fachmann sein. Sich einfach nur verstanden zu fühlen, kann Ihre Stimmung enorm heben.

2. Anstatt sich zurückzuziehen, sollten Sie sich mehr auf die Menschen einlassen. Sprechen Sie jemanden an, der eine schwere Zeit durchmacht. Finden Sie eine Verein, in der Sie sich freiwillig engagieren und etwas bewirken können. Jeder hat etwas, womit er fertig werden muss. Wenn Sie sich dessen bewusst werden, werden Sie sich weniger allein fühlen.

3. Ein Haustier wird Ihnen die Gesellschaft anderer Menschen zwar nicht ersetzen können, aber es kann Ihnen helfen, sich weniger allein zu fühlen.

4. Entdecken Sie ein neues Hobby oder Interesse, um sich vom Essen abzulenken. Einen Kurs zu besuchen, einem Fitnessstudio beizutreten, sich in Ihrer Gemeinde zu engagieren, kann sehr anregend sein. Das Leben hat zu viel zu bieten, als dass es nur ums Essen gehen könnte.

5. Wenn bestimmte Personen Ihre Situation nicht unterstützen oder Ihnen vielleicht sogar vorwerfen, dass Sie überreagieren, überlegen Sie, ob diese Personen in Ihrem Leben bleiben sollten. Was genau tragen sie zu Ihrem Leben bei?

6. Beseitigen Sie so viel Stress aus Ihrem Leben wie möglich. Erwägen Sie, täglich eine halbe Stunde Meditation zu praktizieren. Suchen Sie sich einfach einen bequemen Platz, schließen Sie die Augen und konzentrieren Sie sich beim Ein- und Ausatmen auf Ihren Atem. Das wird Ihren Geist und Ihre Seele entspannen.

7. Die Natur scheint die beste Medizin von allen zu sein. Wenn Sie in einer Stadt leben, suchen Sie sich einen Park und spazieren Sie herum und genießen Sie, was die Natur zu bieten hat. Machen Sie in Ihrer Mittagspause einen Spaziergang. Wenn Sie auf dem Land leben, ist die Kommunikation mit der Natur noch einfacher. Es stimmt, dass Sonnenschein Ihren Tag beleben wird.

Kapitel 8 : Gluten, ADHS und Autismus

ADHS – die Aufmerksamkeitsdefizit-Hyperaktivitätsstörung - ist auf dem Vormarsch. Sie ist schwer zu diagnostizieren (und zu behandeln), aber wie der Name schon sagt, betrifft sie das Ausmaß der Hyperaktivität bei Kindern. Der Zusammenhang zwischen Zöliakie und ADHS wird noch untersucht, aber Ärzte und Eltern haben festgestellt, dass beide mit Nahrungsmittelallergien und/oder Nahrungsmittelunverträglichkeit in Zusammenhang stehen. Interessanterweise haben etwa 70 Prozent der ADHS-Patienten eine Empfindlichkeit gegenüber Gluten.

Wir wissen, dass der Frontalhirnlappen, der für die Gedächtnis- und Planungsaktivität zuständig ist, bei Menschen mit ADHS beeinträchtigt ist. Es ist auch bekannt, dass Gluten genau diesen Bereich des Gehirns beeinträchtigen kann. Deshalb behandeln immer mehr Forscher und Ärzte ADHS, indem sie das Gluten aus der Nahrung weglassen.

Kinder mit ADHS reagieren anders, wenn ihnen Gluten aus der Nahrung entzogen wird. Aber die Ergebnisse sind ganz unglaublich. Die Kinder werden weniger hyperaktiv und weniger geistig verwirrt. In jeder Studie stellten die Forscher fest, dass das Aufgeben von Gluten in allen Fällen zu einer verbesserten Gehirnfunktion führte.

Als der Zusammenhang zwischen Autismus und Gluten untersucht wurde, zeigten zwei Drittel der Kinder eine Verbesserung, sobald sie kein Gluten mehr zu sich nahmen. Man arbeitet immer noch daran, eine Verbindung zwischen den beiden Faktoren herzustellen, aber die Ergebnisse haben für Erstaunen gesorgt. Sie können nicht geleugnet werden.

Eine der Herausforderungen für Eltern sind natürlich wählerische kleine Esser. Einige Kinder sind äußerst unnachgiebig in dem, was sie essen und was sie nicht zu sich nehmen wollen. Manchmal wollen sie ausschliesslich eine Art von Lebensmitteln essen oder sogar nur Lebensmittel in einer bestimmten Farbe. Kinder mit ADHS können auch negativ auf Zucker reagieren, so dass die Eltern beides aus ihrer Ernährung streichen müssen.

In einer Studie aus dem Jahr 2006 wurden 132 Teilnehmer auf Zöliakie und ADHS getestet. Anschließend erhielten die Teilnehmer sechs Monate lang eine glutenfreie Diät. Als die Forscher sie nach dieser Zeitspanne untersuchten, stellten sie fest, dass viele Teilnehmer mit undiagnostizierter Zöliakie auch an ADHS litten. Sie kamen zu dem Schluss, dass eine glutenfreie Ernährung für diese Teilnehmer von Vorteil sein könnte.

Zöliakiebetroffene klagen über viele ähnliche Beschwerden: über Symptome wie sie ADHS-Betroffene haben. Dazu können Kopfschmerzen, Konzentrationsschwierigkeiten, Bauchschmerzen und andere gehören. Forscher haben eine solche Überlappung der Symptome festgestellt, dass einige glauben, dass jeder, der auf Zöliakie getestet wird, automatisch auf ADHS untersucht werden sollte.

Natürlich leiden nicht alle Menschen mit ADHS an Zöliakie, aber sie können trotzdem von einer glutenfreien Ernährung profitieren. Der Grund dafür ist, dass eine glutenfreie Diät, wenn sie richtig eingehalten wird, nährstoffreicher sein sollte als die durchschnittliche Ernährung. Das bedeutet, dass jemand mit ADHS, der eine glutenfreie Diät einhält, weniger verarbeitete Lebensmittel isst und mehr gesundes Fleisch und Fisch verzehrt, so dass die Symptome gelindert werden.

Wenn Kinder mit ADHS zur Schule gehen, wird die glutenfreie Ernährung schnell als unhaltbar aufgegeben. Diesen Kindern fällt es schwer, über längere Zeiträume still zu sitzen. Das zwingt sie dazu, wieder Medikamente zu nehmen. Eine Reihe von Eltern haben die Probleme gelöst, indem sie wieder eine glutenfreie Diät eingeführt haben (ja, es ist schwer, Kinder zu kontrollieren, wenn sie zur Schule gehen). Die Eltern haben festgestellt, dass sich die Kinder so weit verbessert haben, dass ihre Medikation deutlich gesenkt werden konnte.

Glutenfreiheit und Autismus

Bislang gibt es zu wenig Forschung zu Autismus und glutenfreier Ernährung. Autismus ist eine Störung des Gehirns, die es einem Kind erschweren kann, zu kommunizieren und sich zu sozialisieren.

Forscher der Stony Brook University untersuchten 59 Kinder mit diagnostiziertem Autismus und 44 ihrer nicht-autistischen Geschwister. Die Familie der Kinder sollte ihre gesamte Nahrungsaufnahme aufzeichnen und Stuhlproben nehmen.

Die Forscher fanden heraus, dass fast die Hälfte der autistischen Kinder und 30 Prozent der nicht-autistischen Geschwister an einer Magen-Darm-Erkrankung litten. Diese Zahlen sind viel höher als in der allgemeinen Kinderpopulation. Da Magen-Darm-Probleme den Dünndarm betreffen, sind die Forscher zu dem Schluss gekommen, dass sich eine glutenfreie Ernährung als vorteilhaft erweisen könnte.

Wenn Ihr Kind an ADHS oder Autismus leidet, besprechen Sie die Möglichkeit einer glutenfreien Ernährung mit seinem Kinderarzt. Es müssen zwar noch weitere Studien durchgeführt werden, aber eine gesunde glutenfreie Ernährung schadet Ihrem Kind nicht und könnte helfen. Besprechen Sie spezifische Ernährungsumstellungen unbedingt mit dem Arzt Ihres Kindes.

Vorsicht vor Schokolade

Kinder lieben Schokolade und man will sie ihnen nicht vorenthalten. Die gute Nachricht ist, dass Sie und die Kinder bei Ihrer glutenfreien Ernährung nicht auf Ihre Lieblingssüßigkeit verzichten müssen. Sie müssen nur den richtigen Schokoriegel auswählen. Einige sind glutenfrei, andere nicht.

Das Problem ist nicht die Schokolade, denn die Kakaobohne ist von Natur aus glutenfrei. Die meisten Schokoriegel enthalten jedoch eine Reihe von Zutaten und darauf müssen Sie achten. Als Faustregel gilt: Je mehr Zutaten ein Schokoriegel enthält, desto grösser ist die Wahrscheinlichkeit, dass ein Weizen-Nebenproduktetnhalten ist.

Schokoriegel, die Kekse enthalten, sind tabu. Malzkugeln werden aus Malz hergestellt und enthalten Gluten.

Milchschokoladen wie Hershey's Milk Chocolate Bar werden mit Milch hergestellt und sind glutenfrei.

Wenn es um weiße Schokolade geht, müssen Sie die Nebenprodukt lesen. Im Allgemeinen wird weiße Schokolade mit Zucker und Sheabutter hergestellt und ist glutenfrei. Aber das gilt nicht für jede Marke weißer Schokolade. Lindts weiße Schokolade enthält Gluten, während Ghirardellis Backtafel aus weißer Schokolade kein Gluten enthält.

Zwar stellen viele Schokoladenhersteller glutenfreie Schokolade her, doch verwenden sie für die Herstellung ihrer glutenfreien Schokolade die gleichen Anlagen, ohne die Maschinen zu reinigen, wodurch die Gefahr einer Kreuzkontamination besteht.

Schokoladenliebhaber können sich jedoch entspannen. Es gibt eine Reihe von sicheren, glutenfreien Schokoladen auf dem Markt:

- Alter Eco - fast alle ihre Premium-Schokoladen sind glutenfrei.
- Nestlé-Milchschokolade ist glutenfrei
- Dove Schokolade - diese Schokoladen enthalten kein Gluten.
- Enjoy Life-Schokolade - Diese Schokoriegel werden auf glutenfreien Anlagen hergestellt und sind völlig glutenfrei.
- Hershey's - Die berühmten Hershey Kisses und die Hershey Milchschokolade sind glutenfrei. Ihre anderen Süßigkeiten können Gluten enthalten.
- Scharffen Berger Schokolade stellt sowohl dunkle als auch Milchschokoladentafeln her, die glutenfrei sind.
- Vosges Haut Chocolate stellt Pralinen mit einigen interessanten Geschmacksrichtungen her, von denen die meisten glutenfrei sind. Überprüfen Sie die Packungsangaben. Damit Ihr Kind unter Freunden nicht in Versuchung gerät, sich von Schokolade verführen zu lassen, packen Sie ihm ein paar leckere Hershey's Kisses in die Tasche.

Kapitel 9 : Ihre Ernährung glutenfrei gestalten

Wenn Sie einmal glutenfrei geworden sind, können Sie immer noch die gleichen Gerichte genießen, die Sie schon immer geliebt haben. Wie bereits erwähnt, geben Sie nichts auf; Sie bringen mehr Gesundheit in Ihr Leben. Sie müssen nur bei den Zubereitungstechniken kreativ werden. Denken Sie daran, dass so gut wie jedes Gericht glutenfrei gemacht werden kann.

Backen Ihret Lieblingssüßigkeiten auf glutenfreie Weise

Wir haben zu Beginn dieses Buches versprochen, dass Sie Ihre Lieblingskekse, -torten und -kuchen im Rahmen einer glutenfreien Diät genießen können. Die Verwendung glutenfreier Mehle kann eine Herausforderung sein, aber es ist immer noch möglich, schmackhafte Leckereien für sich und Ihre Familie zu kreieren. Hier sind einige Tipps für die Umstellung Ihrer glutenhaltigen Süßigkeiten auf glutenfrei:

1. Wenn Sie glutenfreies Mehl verwenden, erhöhen Sie die Menge des Backpulvers um ein Viertel. Wenn ein Standardrezept einen Teelöffel Backpulver erfordert, verwenden Sie einen Teelöffel und ein Viertel.
2. Glutenfreies Mehl kann bröckeln. Deshalb hilft es, kleinere Versionen Ihrer üblichen Kekse zu backen oder einzelne Kuchen statt eines großen zu backen, damit alles zusammenhält. Wenn Sie Brot backen, backen Sie zwei Mini-Laibe anstelle eines einzigen Laibes.

3. Verbessern Sie die Qualität und den Geschmack von Backwaren, indem Sie verschiedene Arten von glutenfreiem Mehl kombinieren, anstelle von nur einer Art.
4. Verwenden Sie beim Backen Stärke für mehr Textur. Jedes Rezept kann unterschiedlich sein, daher müssen Sie experimentieren. Ein guter Leitfaden ist die Verwendung von 3 Tassen Mehl zu 1/2 Tasse Stärke. Stärke kann Tapioka-, Kartoffel- oder Maisstärke sein. Es muss wiederholt werden, dass Backen keine präzise Wissenschaft ist und Sie müssen möglicherweise einige Male mit dem Mengenverhältnis experimentieren, um die perfekte Kombination zu finden.
5. Gluten ist das, was einen Teig zusammenhalten lässt. Ohne Gluten müssen Sie etwas anderes verwenden, damit Ihr Gericht nicht auseinanderfällt. Verwenden Sie einen Teelöffel oder mehr Guarkernmehl, Gelatine oder Xanthan, um Ihre Brote zusammenzuhalten. Für Kuchen und Muffins fügen Sie nur einen halben Teelöffel hinzu. Die Zugabe eines zusätzlichen Eies kann auch helfen, die trockenen Zutaten zusammenzuhalten.
6. Ja, es ist wahrscheinlich, dass Sie Fehler machen, wenn Sie experimentieren. Aber Sie müssen nicht alles wegschmeißen. Geben Sie diese Fehlversuche in eine Küchenmaschine und erzeugen Sie eine glutenfreie Panade für Ihr gebratenes Fleisch und Ihren Fisch.
7. Um einen perfekteren glutenfreien Teig zu erhalten, schlagen Sie den Teig mehr als gewöhnlichen Teig, um ihm eine gewisse Struktur zu verleihen.
8. Butter ist ein erlaubter Zusatz zu Ihrem glutenfreien Backen. Um jedoch zusätzliche Süße, Feuchtigkeit und

Nährstoffe hinzuzufügen, ersetzen Sie einen Teil der verlangten Butter durch ein Fruchtpüree. Die am besten geeigneten Früchte sind Äpfel, Avocados und Bananen. Sie können Backwaren sehr viel Geschmack verleihen.

Gute Ersatztztaten in Ihren Rezepten

Werden Sie beim glutenfreien Kochen kreativ und lernen Sie, wie Sie Ihre Zutaten mehrfach verwenden können:

1. Alles, was nach einem Brötchen verlangt, kann in Salat oder eine Maistortilla gewickelt werden.
2. Sie müssen nicht auf Ihr gebratenes Huhn, Schweinekotelett oder Fisch verzichten. Ersetzen Sie einfach die übliche Panade durch eine andere. Wir haben bereits diskutiert, fehlgeschlagene Backversuche in Panade zu verwandeln. Sie können auch glutenfreies Brot in Paniermehl verwandeln. Eine andere interessante Art der Panade ist das Zerbröckeln von Schweineschwarten.
3. Einige Rezepte erfordern Bier. Wenn Sie kein malz- und glutenfreies Bier zur Hand haben, verwenden Sie stattdessen Apfelwein.
4. Um Croutons für Ihre Salate herzustellen, schneiden Sie ein paar Scheiben glutenfreies Brot auf und braten Sie die Würfel an.
5. Wenn Sie Sandwiches zubereiten, beschränken Sie sich nicht auf glutenfreies Brot. Seien Sie kreativ und

verwenden Sie Maistortillas, Waffeln oder dünne Pfannkuchen. Probieren Sie auch gesunde Salat-Wraps.

Die Beherrschung des glutenfreien Kochens erfordert etwas Kreativität und Experimentierfreude. Es ist eine gute Idee, kleinere Chargen auszuprobieren, bis man zufriedenstellende Ergebnisse erzielt.

Wenn Zöliakie oder eine Weizenallergie diagnostiziert wird, muss dies nicht mit Ihren Lieblingsspeisen in Konflikt geraten. Spielen Sie mit den Zutaten herum und genießen Sie schmackhafte Ergebnisse.

Schlussfolgerung

Die Diagnose Zöliakie oder Glutenunverträglichkeit kann ein Schock sein, un der kann aus heiterem Himmel kommen. Selbst wenn Sie aus gesundheitlichen Gründen auf den Verzehr von Gluten verzichtet haben, können Sie sich etwas überfordert fühlen. Sie wissen, dass Veränderungen notwendig sind, aber wie können Sie den Anfang machen?

Verstehen Sie, dass es kein Verlust ist, auf einige Ihrer Lieblingsspeisen zu verzichten, vor allem, wenn Sie es nicht erwartet haben. Gönnen Sie sich Zeit, diesen Verlust zu spüren.

1. Sie wollen leugnen, was der Arzt Ihnen sagt. Er oder sie kann unmöglich richtig liegen. Ärzte machen andauernd Fehler. Während Sie leugnen, fühlen Sie sich immer noch müde, unwohl und reagieren weiterhin schlecht auf Weizen.
2. Sie werden wütend. Wer ist derjenige, der Ihnen sagt, dass Sie nicht in Ihre Lieblingspizzeria gehen können!
3. Nachdem man mit dem Ärger fertig geworden ist, versucht man gedanklich, mit sich selbst zu verhandeln. OK, ich habe also vielleicht Zöliakie. Aber nur ein Stück Kuchen auf der Party zu essen, kann unmöglich schaden.
4. Wenn die Wahrheit einsickert, werden Sie sich wahrscheinlich deprimiert fühlen. Mein Leben ist vorbei!
5. Es mag eine Weile dauern, aber schließlich setzt die Akzeptanz ein. Man recherchiert ein wenig und stellt

fest, dass man immer noch essen kann, was man will und tun kann, was man immer getan hat. Die einzige wirkliche Veränderung in Ihrem Leben wird sein, dass Sie anfangen, sich so viel besser zu fühlen, als Sie es in der Vergangenheit getan haben.

Wenn Sie Ihre Denkweise geändert haben, sind Sie bereit, glutenfrei zu werden. Sobald Sie die gesundheitlichen Vorteile des Verzichts auf dieses unraffinierte Mehl verstanden haben, ist es zweifelhaft, ob Sie ernsthaft versucht sein werden, zu den alten, glutenhaltigen Essgewohnheiten zurückzukehren. Glutenfrei zu werden ist eine lebenslange Verpflichtung.

- Recherchieren Sie ein bisschen und erfahren Sie, wie sich Weizen von einem lebenserhaltenden Grundnahrungsmittel in ein verstümmeltes Korn verwandelt hat, das viele Menschen nicht verdauen können. Das Gluten im Getreide macht die Menschen sogar krank.
- Befreien Sie Ihr Zuhause von allem Gluten. Räumen Sie die Speisekammer, den Kühlschrank aus und überprüfen Sie die Badezimmerschränke auf glutenhaltige Gegenstände. Reinigen Sie Ihre Töpfe, Pfannen und Utensilien, um sicherzustellen, dass es zu keiner Kreuzkontamination kommt. Gluten kann sich an vielen Gegenständen in Ihrer Wohnung anlagern.
- Wenn Sie lernen, sich beim Einkaufen durch die Gänge der Supermärkte zu bewegen, können Sie sich mit frischen, gesunden Lebensmitteln eindecken und

gefährlichen Versuchungen ausweichen. Es ist wichtig, immer ein paar Zutaten für schnelle Mahlzeiten und Snacks zur Hand zu haben. Das wird Sie davon abhalten, nach etwas zu greifen, das Sie letztendlich krank machen kann. Planen Sie Ihre Mahlzeiten, bevor Sie einkaufen, um sicherzustellen, dass Sie die notwendigen Zutaten zur Hand haben.

- Nur weil Sie Gluten aus Ihrer Ernährung streichen, heißt das nicht, dass Sie nicht weiterhin mit Freunden und Familie Kontakte knüpfen und auswärts essen können. Viele Restaurants sind heutzutage in der Lage, eine glutenfreie Ernährungsweise zu unterstützen. Informieren Sie sich bei den örtlichen Restaurants und fragen Sie nach der Zubereitung der Speisen.

- Wenn Sie bei Freunden und Verwandten essen, erwarten Sie nicht, dass diese ihre Essgewohnheiten wegen Ihnen ändern. Sie mögen es versuchen, aber sie wissen vielleicht nicht, was sie tun sollen. Im Zweifelsfall sollten Sie vor dem Besuch etwas Gesundes essen und sich darauf konzentrieren, die Gesellschaft zu genießen. Zögern Sie nicht, Ihre Ernährungsbeschränkungen zu besprechen, wenn das Thema aufkommt.

- Wenn Sie eine glutenfreie Diät beginnen, ohne genau zu wissen, was diese Diät mit sich bringt, könnten dase Ihre Bemühungen untergraben. Es geht nicht nur darum, auf Brot, Kekse und Kuchen zu verzichten. Gluten kann in vielen Lebensmitteln lauern, lernen Sie also, Packungsangaben mit großer Sorgfalt zu lesen. Stellen Sie sicher, dass Ihre Ernährung nicht nährstoffarm ist, indem Sie jeden Tag viel frische Produkte essen. Essen Sie eine Vielzahl von

Lebensmitteln, um den bestmöglichen Nährstoffvorteil zu genießen.

- Selbst wenn Sie sich besser und energiegeladener fühlen, kann es immer noch Momente geben, in denen Sie sich fühlen, als wäre Ihnen etwas entzogen worden. Das ist völlig normal. Lernen Sie täglich Strategien, mit denen Sie erfolgreich mit negativen Emotionen umgehen können. Wenn Sie Bewegung und neue Aktivitäten zu Ihrer Routine hinzufügen, wird sich Ihr Lebensstil verbessern und Sie werden sich nicht nur auf das Essen konzentrieren.

- Es werden viele interessante Studien zu Gluten und Kindern mit ADHS und Autismus durchgeführt. Es ist noch viel mehr Forschung erforderlich, aber eine Reihe von Tests haben gezeigt, dass die Verbannung von Gluten aus der Ernährung von Kindern mit ADHS oder Autismus eine äußerst positive Wirkung hatte. Dies ist etwas, das mit dem Kinderarzt Ihres Kindes besprochen werden sollte.

- Backen, bei dem immer Mehl verwendet wird, kann die größte Herausforderung für die Glutenfreiheit sein. Informieren Sie sich über alle Ersatzstoffe, die Sie bei der Zubereitung Ihrer alten Lieblingsspeisen verwenden können, und über die besten Techniken für glutenfreies Backen. Sie werden angenehm überrascht sein.

Zöliakie und Weizenallergien sind schmerzhaft. Wenn Sie glutenempfindlich sind, gibt es für Sie keinen Grund, sich unglücklich zu fühlen. Ergreifen Sie die notwendigen Maßnahmen, um Ihr Leben von Gluten zu befreien und wieder jeden Tag genießen zu können. Dies könnte eine der wichtigsten gesundheitlichen Entscheidungen sein, die Sie je treffen werden.

Bonuskapitel : Grundsätze der Hygiene

Der folgende Abschnitt umfasst Prinzipien und Naturgesetze, die sich allgemein auf Ihre Gesundheitsangewohnheiten beziehen. Allein diese Prinzipien der Lebenshygiene **könnten** die Antwort auf viele heutige Krankheiten sein. Dieses Kapitel ist in einem etwas seltsamen Tonfall geschrieben, es ist bewusst und beabsichtigt.

Der Zweck dieses Kapitels ist es, Ihnen bewusst zu machen, daß Ihre täglichen Gewohnheiten eine sehr wichtige Rolle für Ihre Gesundheit spielen.

Die richtigen Ärzte auswählen:

Ärzte aussuchen, welche die Naturgesetze respektieren. Wenn es nötig ist, heilen diese Sie mit alternativen Heilmitteln, die in Harmonie mit der Natur sind. Diese Ärzte haben gelernt, die Botschaften, die Ihnen Ihr Körper durch die Schmerzsignale sendet, zu deuten.

Diese Ärzte versuchen nicht Ihre Schmerzen und Krankheiten mit künstlichen Stoffen zu verschleiern, weil diese künstlich hergestellten Stoffe Sie zur Krankheit führen. Sie wissen, daß Krankheit und Schmerz nur Botschaften Ihres Körpers sind, die Ihnen zu Ordnung und Gleichgewicht in Ihrem Leben verhelfen.

Sie heilen Sie, indem sie durch Dialog, durch Erkundung Ihres Körpers und letztendlich durch wissenschaftliche

Untersuchungen wie Blutproben oder Röntgenbilder versuchen, die Ursachen Ihres Ungleichgewichts zu finden, um Ihnen helfen zu können.

Um Ihre Schmerzen zu lindern, benutzen sie vor allem Pflanzen oder Hilfsmittel, um Ihre Organe, Sehnen, Nerven, Muskeln und Knochen wieder in Einklang zu bringen und sie verhelfen, die Energie Ihres Körpers wieder in Gleichgewicht zu bringen.

Meiden Sie Ärzte, die versuchen, Ihre Schmerzen und Symptome Ihres Ungleichgewichts zu verschleiern, ohne Sie von den Ursachen Ihrer Krankheiten geheilt zu haben. Um das zu erreichen, zwingen sie Sie, immer mehr künstliche Stoffe und Medikamente, die der Mensch erfunden hat zu benutzen.

Diese vergiften Sie bloss immer mehr, verschlimmern Ihre Krankheiten oder führen andere herbei. Sie führen Sie zwangsläufig zu einem vorzeitigen Tod, manchmal mit großen Schmerzen.

Wenn Ihr Körper gesund ist, sind Keime und Bakterien nicht Ihre Feinde, sondern Ihre Freunde. Sie existieren, um Ihren Körper zu reinigen und Ihre Immunabwehr zu stärken. Sie haben jederzeit anderthalb Kilo Bakterien und Mikroben in Ihrem Körper. Sie befinden sich in Ihrem Blut, in Ihren Lungen und in Ihrem Verdauungstrakt, um Ihre Immunabwehr zu stärken und Ihre Gesundheit zu verbessern.

Ein guter Arzt versucht nicht, die Bakterien und Mikroben in Ihrem Körper durch antibakterielle und antimikrobielle Präparate zu töten, sondern eher den allgemeinen Zustand Ihres Körpers zu verbessern. Somit können diese Mikroben und Bakterien ihre Reinigungs-

und Abwehrarbeit erledigen, um Sie vor Krankheiten zu schützen. Schlechte Ärzte tun das Gegenteil.

Es ist, als würden Sie vergeblich versuchen, Stechmücken und Keime aus einem Sumpf zu beseitigen, obwohl diese gerade dazu da sind, um den Sumpf zu reinigen. Wenn ein Sumpf manchmal auch lästig sein kann, reicht es aus, das Grundstück trocken zu legen und die Stechmücken und Keime verschwinden von selbst, wenn es den Sumpf nicht mehr gibt und der Becken gereinigt ist.

Und genauso ist es mit dem menschlichen Körper. Lassen Sie die Mikroben und die Bakterien ihre wichtige Arbeit innerhalb des Körpers erledigen und was Sie angeht, so reinigen Sie Ihren Körper einfach, indem Sie die Grundsätze einer guten Lebensweise respektieren. Beachten Sie jedoch, daß das nicht heißt, Sie sollten jeglichen Ärzten aus dem Wege gehen.

Die Medizin hat sich während der Jahrhunderte sehr entwickelt. Es gibt sehr gute Ärzte und es liegt an Ihnen, diese zu finden. Wenn ein guter Arzt ausnahmsweise Medikamente aus der wissenschaftlichen Forschung benutzen muss, wird er sich auf die Krankenhäuser und Labore stützen, um die Ursachen Ihrer Krankheitsbilder zu finden und sie zu diagnostizieren, damit Ihr Körper saniert werden kann.

Ernährung:

Im Laufe der Jahrtausende hat die Natur ständig die Durchblutung verbessert und das Immunsystem der Menschen verstärkt. Heutzutage sind es nicht die Keime, die Krankheiten mit sich bringen, sondern die schlechten Lebensgewohnheiten.

Das Reinigen Ihres Körper mit guten Lebensgewohnheiten wird es Ihnen ermöglichen, sich auf natürliche Weise vor eventuellen schädlichen Mikroben, Viren oder Bakterien zu schützen.

Um Ihre Speisen würzen sollten Sie künstliche Stoffe meiden und Kräuter und natürliche pflanzliche Gewürze bevorzugen.

Halten Sie die künstlichen Stoffe, die der Mensch angefertigt hat, fern von Ihren Speisen. Diese sollen vermeintlich die Speisen konservieren, ihre Textur verbessern, ihre Farbe verschönern oder ihren Geschmack verbessern. Sie beeinträchtigen die Harmonie und das Gleichgewicht Ihres Körpers.

Halten Sie sich fern von künstlicher industrieller Fertignahrung und bereiten Sie die Speisen, die Sie essen wollen, selber zu. Industriell verarbeitete Lebensmittel enthalten nicht nur künstliche Stoffe, sondern sind auch noch verfälscht und es fehlen ihnen die wichtigsten Nährstoffe und natürlichen Spurenelemente.

Sie haben schon gesehen, daß Sie, um die elliptische Stabilität Ihres Körpers aufrecht zu erhalten, nicht versuchen sollten, sich durch künstlich geschaffene synthetische Medikamente zu heilen, oder Ihre Speisen zu ändern, ausser wenn diese von einem zuständigen Arzt verschrieben wurden. Genauso müssen Sie sich von jeglichen Substanzen enthalten, die das Bewusstsein stören oder ändern könnten.

Somit müssen Sie es unterlassen, synthetische Substanzen wie Heroin einzunehmen, das aus Mohn gewonnen wird oder Cola, das vom Kolabäumen gewonnen wird. Diese synthetisierten oder raffinierten Pflanzen verändern, erregen oder betäuben die natürliche Wahrnehmung Ihrer Sinne.

Ursprünglich stammen alle Medikamente von Pflanzen, die mit Vernunft und ausschließlich in der Heilkunst oder zur Dekoration Ihres Heimes benutzt werden sollten.

Sie müssen verstehen, daß jedes mal, wenn Sie Ihre Haut piercen oder Ihre Organe, zum Beispiel Ihre Zunge oder Zähne, um irgendwelche Metallteile reinzustecken oder verschiedene Metalle mischen, Sie Ihren Körper respektlos behandeln und Ihr Körper ist schon ein Wunder an sich.

Genauso ist es, wenn Sie die Textur Ihrer Haut oder Ihrer Zähne verändern, indem Sie sich irgendwelche Fremdkörper wie Tinte, Quecksilber oder Blei einführen lassen. Wenn Sie Einstiche oder Änderungen der Harmonie vor allem Ihrer Haut und Ihres Körpers im allgemein zulassen, die keine medizinischen Eingriffe sind, behandeln Sie Ihren Körper respektlos.

Falls Sie solche Praktiken schon angewendet haben, können Sie rückhaltlos damit aufhören und Ihre Gesundheit wieder aufbauen.

Sie werden keine Pflanzen rauchen. Tabak, Mohn und Cannabis braucht man, um Prellungen und einige Krankheiten zu heilen.

Keine Pflanze ist dazu da, um geraucht zu werden. Ihr Anblick erfreut uns, wir benutzen sie in unseren Speisen oder, wie schon erwähnt, mit Vernunft in der Heilkunst oder zur Dekoration unseres Heims.

Sie werden Ihren Konsum von Tee und Kaffee auf maximal 3 Tassen pro Tag beschränken. Bei größeren Mengen werden die Bestandteile Teein und Koffein, die diese warmen Getränke enthalten, Ihre Synapsen beschädigen und somit Ihre Lebenserwartung verkürzen. In der Zwischenzeit werden Ihr Gedächtnis, Ihre Fähigkeit zur Analyse und Synthese immer weniger funktionieren.

Ebenso verzichten Sie absolut auf jene kalten industriellen Getränke, die die Menschen seit dem 20. Jahrhundert *Soda* nennen. Die künstlichen Zusätze wie Süßstoffe, die sich in diesen Getränken befinden, verändern genauso die Wirksamkeit Ihrer Synapsen, zerstören Ihre Nervenzellen und führen zu körperlichen Fehlfunktionen. Dadurch entstehen Krankheiten wie jene, die Sie unter dem Namen Alzheimer-Krankheit kennen und diese verkürzen Ihre Lebenserwartung.

Verschiedene Früchte und Ölsaaten, frisch gepflückt, reif und aus regionaler Herstellung sind Grundnahrungsmittel in Ihrer Ernährung. Je nach Ihrem Appetit, nach dem Waschen und Schälen, unter Ausschluss anderer Nahrungsmittel, während des Frühstücks. Sie können sie auch etwa 30 Minuten vor dem Mittag- oder Abendessen und auch zwischen den Mahlzeiten essen.

Ernähren Sie sich von der Farbe und dem Duft des Obstes. Spüren Sie im Obst das Leben, das Ihre Geschmacksknospen und Ihren Verdauungsapparat genießen lässt, während die Nahrung in die Tiefe Ihres Körpers eindringt.

Um diese schöne Harmonie zu genießen, kauen Sie langsam, wenn Sie Obst oder eine Nuss essen, bis die Frucht in Ihrem Mund flüssig wird.

Zögern Sie nicht, wenn Sie das Bedürfnis empfinden, zwischen den Mahlzeiten Schalenfrüchte langsam, genauso wie Obst, zu kauen, zum Beispiel Walnüsse, Haselnüsse oder Cashewnüsse. Diese Trockenfrüchte verändern sich in Ihrem Mund in Pflanzenmilch und bringen Ihrem Körper Spurenelemente, die sehr wichtig für Ihre Gesundheit sind.

Sie werden dabei nach und nach merken, daß Sie immer weniger Lust auf große Mahlzeiten mit gekochten Speisen und langer Vorbereitungszeit haben werden.

Um die Mittagszeit und Abends essen Sie soviel gemischtes Gemüse wie Sie wollen, bevorzugen Sie allerdings Gemüse, das Sie roh essen können. Schälen Sie es und waschen Sie es gut unter fließendem Wasser.

Wenn Sie Gemüse schälen, auch jenes, daß in der Erde wächst, wie zum Beispiel Karotten oder Kartoffeln sowie Knoblauch, Zwiebeln oder Pilze, müssen Sie sich keine Sorgen machen, dabei ein mikroskopisches Wesen töten zu können, wie zum Beispiel Bakterien oder Mikroben, die dazu bestimmt sind, von den Menschen beschützt zu werden und in Harmonie mit ihm leben, wenn er sein Gemüse schält.

Auch wenn Sie auf ein Höchstmaß an Hygiene achten, vergessen Sie nicht, Sie haben in und auf Ihnen Milliarden von unendlich kleinen Lebewesen sowie Bakterien oder Mikroben, die zum Gleichgewicht Ihrer Haut, all Ihrer Organe und vor allem zu Ihres Verdauungssystems beitragen.

Reis, Weizen und alle Getreidesorten, die sich natürlich selbst reproduzieren können, sind die Goldkörner Ihrer Ernährung.

Sie sind zur menschlichen Ernährung absolut geeignet, falls sie nicht durch genetische Manipulationen steril gemacht worden sind. Die Hülsenfrüchte wie Bohnen, Erbsen und Linsen sind täglich notwendig, zusätzlich zu den anderen Lebensmitteln, für den Aufbau und die Neubildung Ihrer Zellen, vor allem die Ihrer Muskeln und der Harmonie Ihres Blutes.

Sie sollten diese Getreide und Hülsenfrüchte in Maßen jeden Tag verzehren, am besten Mittags und nicht Abends, weil sie Elemente enthalten, die notwendig sind zum Aufbau und zur Neubildung Ihrer Zellen. Sie werden allerdings langsamer verdaut als Obst und Gemüse.

Zwischen den Mahlzeiten verzehren Sie 8 oder 10 Ölsaaten, zum Beispiel Walnüsse, Mandeln oder Haselnüsse, aber tun Sie es, indem Sie langsam kauen, bis Sie die Pflanzenmilch spüren, die dabei herauskommt.

Aber trinken Sie keine industriellen pflanzlichen Milchsorten oder Sojamilch, weil die industriellen pflanzlichen Milcherzeugnisse so gut wie keine natürlichen Vitamine und Spurenelemente enthalten.

Genauso wie beim Obst am Morgen, wenn Sie rohes oder gekochtes Gemüse verzehren, Getreide oder Hülsenfrüchte, ernähren Sie sich von der Farbe und vom Geruch jedes dieser Lebensmittel, die Sie zum Munde führen.

Wenn Sie Nahrung zu sich nehmen, tun Sie es langsam, respektvoll, mit Dankbarkeit und Anerkennung für diese lebendige Nahrung.

Ihr Körper muss 2 - 3 Liter Wasser pro Tag aufnehmen. Dieses Wasser erhalten Sie vor allem aus der täglichen Ernährung, die aus Obst, Hülsenfrüchten, rohem Gemüse und Keimlingen besteht.

Sie werden Ihren Wasserbedarf ergänzen, indem Sie täglich zwischen den Mahlzeiten *(und niemals während der Mahlzeiten)* zusätzlich 1 - 2 Liter Wasser pro Tag trinken.

Aber trinken Sie nicht oder sehr wenig während der Mahlzeiten, um die Nährstoffe Ihrer Mahlzeiten nicht zu ertränken oder zu zerstören. Wenn Sie diese einfachen Regeln des gesunden Menschenverstands befolgen, werden Sie sich einer hervorragenden Gesundheit erfreuen.

Fasten und Ruhe :

Heute gibt es eine sehr große Anzahl von Studien, welche die unglaublichen therapeutischen und reinigenden Vorzüge des Fastens hervorheben:
Gewichtsabnahme, Besserung bei bestimmten chronischen Krankheiten, Verbesserung der kognitiven Fähigkeiten, Reinigung des Verdauungssystems und allgemeine Entschlackung unseres Körpers und so weiter.

Der Autor geht davon aus, daß wir zu viel essen, und daß das Fasten es dem Körper erlaubt, sich auszuruhen und sich zu reinigen. Der Körper wird dann von alten Zellen, Fett, Abfallstoffen und Giftstoffen gereinigt, die ihn überladen.

Fasten hat nichts mit Anorexie zu tun, die eine Krankheit ist. Es ist nicht gefährlich, es ist für jedermann zugänglich (außer in einigen wenigen pathologischen Fällen), denn wir haben Reserven, die problemlos für mehrere Tage ausreichen.

Es gibt mehrere Arten des Fastens:

- Das Wasserfasten
- Trockenes Fasten
- Intermittierendes Fasten

Wir laden Sie ein, sich über all diese Arten des Fastens zu informieren.

Aber hier geht es um mehr als nur um Essen, dies ist eine vollständige Lebensphilosophie. Es geht um das Ausruhen aus allen Blickwinkeln: Medien, Technologie, Musik.

Warum reduzieren Sie nicht die Zeit, die Sie mit Ihrem Telefon verbringen - die Zeit, die Sie damit verbringen, negative Nachrichten zu sehen, zu lange Musik bei hoher Lautstärke zu hören?

All dies überreizt Ihren Körper.

Obwohl das Kapitel, das Sie gerade gelesen haben, gewissermassen in einem Befehlton verfasst ist, soll es Ihnen vor allem neue Ideen aufzeigen und Sie zum Nachdenken auffordern.
Ziel ist es, Ihnen zu zeigen, daß ein gesunder Lebensstil sehr wichtig für Ihre gesamte Gesundheit ist.
Der gesunde Lebensstil ermöglicht es Ihnen, den Genesungsprozess zu begleiten und ebenso neue Krankheiten in der Zukunft vorzubeugen.

Das Schlusswort : Danke !

Glückwunsch, nun sind Sie ans Ende dieses Buches angelangt.
Sie haben verstanden, daß es wichtig ist, sich selber und seinem Körper Gutes zu tun !
Ihre Gesundheit sollte Ihre höchste Priorität Nummer sein !

Weil in der Tat : **Gibt es für den Menschen ein kostbareres Gut als die Gesundheit ?**

Wie immer bitten wir Sie, einen Arzt zu konsultieren, bevor Sie etwas unternehmen. Dieses Buch ist nur eine Zusammenfassung von Ratschlägen die sich bewährt haben, aber vergessen Sie nicht, daß kein Buch die Diagnose eines qualifizierten Arztes ersetzen könnte.

Ihr Geschenk : Kostenloses eBook über alkalische Lebensmittel

Als Dank dafür, daß dieses Buch gelesen haben, schenken wir Ihnen ein digitales Buch im PDF Format, daß Sie zu Hause lesen können !

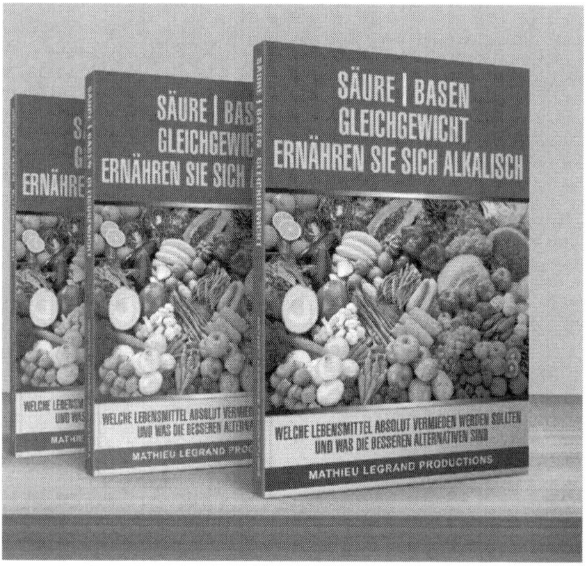

Dieses Buch handelt von dem Säure-Basen-Gleichgewicht Ihres Körpers. Sie werden lernen, wie man dieses Gleichgewicht reguliert. Welche Speisen man meiden sollte und welche Speisen man bevorzugen sollte.

Für eine kostenlose Leseprobe des Buches können Sie diesen Weblink besuchen:

https://katvio.com/buch

Sie können den folgenden QR-Code auch mit Ihrem Smartphone scannen, der Link wird dann automatisch geöffnet:

Ihre Meinung !

Wenn Sie mit diesem Buch nicht zufrieden sind, können Sie sich an den Autor dieses Buches wenden, um ihm Ihre Kommentare mitzuteilen.
Es ist uns ein wichtiges Anliegen, dieses Buch kontinuierlich zu verbessern. Wenn Sie ein Feedback oder eine Verbesserung einreichen möchten, können Sie sich über diesen Link direkt an den Autor wenden:
https://katvio.com/ruckmeldung

Außerdem – wenn Sie der Meinung sind, dieses Buch könnte anderen Menschen helfen, dann ist der beste Weg, eine positive Bewertung auf der Webseite zu hinterlassen, auf der Sie das Buch gekauft haben.

Wir wünschen Ihnen gesund zu bleiben !

Pauline PATRY

Printed in Poland
by Amazon Fulfillment
Poland Sp. z o.o., Wrocław

36161933R00056